Os ensinamentos sexuais da

TIGRESA BRANCA

EDITORA

Hsi Lai

Os ensinamentos sexuais da TIGRESA BRANCA

Segredos das Mestras Taoístas

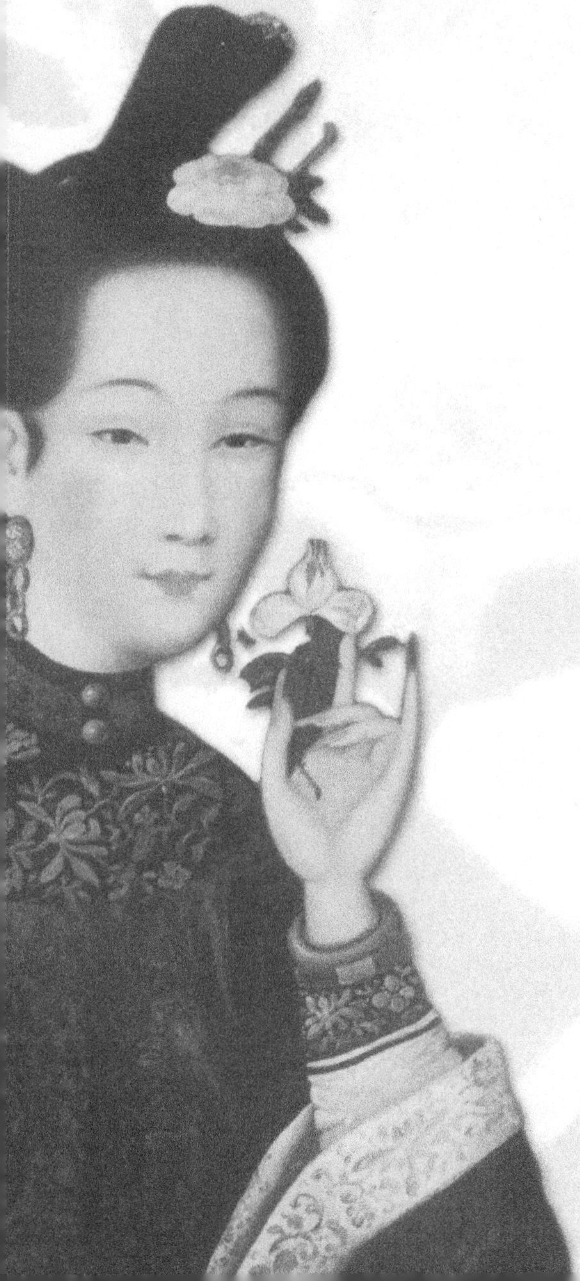

Tradução: *Beatriz Sidou*

EDITORA AQUARIANA

Título original: *The sexual teachings of the White Tigress,* publicado por Destiny Books, uma divisão da Inner Traditions International, Rochester, Vermont.

Editoração eletrônica: Ediart
Ilustração da capa: Peri Champine

CIP – Brasil – Catalogação na Fonte
Sindicato Nacional dos Editores de Livros, RJ.

L186e
Lai, Hsi, 1950-
Os ensinamentos sexuais da Tigresa Branca : segredos das mestras taoístas /Hsi Lai ; tradução Beatriz Sidou. - São Paulo : Aquariana, 2004

Tradução de: *The sexual teachings of the White Tigress*
ISBN 85-7217-092-8

1. Educação sexual - Aspectos religiosos - Taoísmo. 2. Sexo - Aspectos religiosos - Taoísmo.
I. Título.

04-0775. CDD 613.96
CDU 613.88

Editora Aquariana Ltda.
Av. Santa Catarina, 619 - Sala 14 - Vila Alexandria
04635-001 São Paulo - SP
Tel.: (11) 5031.1500
vendas@aquariana.com.br
www.aquariana.com.br

Se não consegues enfrentar a tua sexualidade,
jamais descobrirás a tua verdadeira espiritualidade.
Teu espírito carnal te faz descobrir o teu espírito celestial.
Olha para o que te criou para descobrir o que te imortalizará.

– Manual da Tigresa Branca

Advertência

Pouquíssimos asiáticos têm algum conhecimento das práticas da Tigresa Branca, mas o leitor não deve julgar a cultura asiática como um conjunto uniforme nem pressupor que qualquer asiático as condene ou acredite nelas. A maioria dos asiáticos estará ouvindo falar dessas práticas pela primeira vez e reagirá a elas como qualquer outra pessoa, aceitando, desdenhando ou sentindo-se indiferente.

O autor e a editora rejeitam qualquer responsabilidade ou compromisso por quaisquer indivíduos que se envolvam em quaisquer das práticas sexuais descritas neste livro. O material aqui apresentado se destina a servir unicamente como um registro ou descrição da ideologia da Tigresa Branca. O autor e a editora não promovem quaisquer das práticas ou métodos sexuais mencionados neste livro, e também não incentivam a qualquer pessoa envolver-se nelas.

O autor espera que qualquer pessoa que decida empreender qualquer um desses exercícios, especialmente os que requerem um parceiro sexual, o façam com imensa cautela e muita reflexão. Nenhuma das práticas descritas neste livro deve ser considerada diversão sexual. A maioria das práticas aqui descritas é muito poderosa psicológica e fisiologicamente; portanto, todas elas devem ser abordadas com muito cuidado.

Nota: Os nomes dos instrutores e suas discípulas foram alterados para ocultar suas verdadeiras identidades e para não colocar sua privacidade em risco.

Agradecimentos

Sem o persistente estímulo do dr. Chen, eu jamais teria conseguido ou recebido permissão para entrar no belo mundo das Tigresas Brancas, e este livro não se tornaria realidade. Meu mais profundo reconhecimento a ele.

Para Madame Lin, para sua filha, e para todas as Tigresas sob sua proteção. Quando estive em Taiwan para pesquisar este livro, todas se mostraram muito generosas comigo, me deram muito apoio e, acima de tudo, confiaram em mim muito sinceramente. Não apenas mudaram todas as minhas ideias a respeito das questões sexuais, mas também das mulheres e do amor. Serei devedor para sempre.

Minha mais profunda gratidão a todas as Tigresas que me ajudaram a responder muitas perguntas, aguentaram as agitadas sessões fotográficas e me escreveram muitas cartas esclarecedoras. Suas contribuições foram indispensáveis.

A todos na Destiny Books que me ajudaram a levar este livro ao prelo. A enorme quantidade de tempo e o esforço que todos dispensaram o deixaram maravilhoso, legível e bonito.

Com a maior gratidão e o maior respeito, minha profunda reverência a todos.

Conteúdo

Parte Dois: A tríade sexual

Parte Três: Os exercícios da Tigresa Branca

Prólogo

Os ensinamentos da Tigresa Branca têm origem nas antigas práticas da Mãe Real do Oriente (Hsi Wang Mu) e foram passados e refinados durante muitos séculos dentro das sociedades asiáticas e determinadas seitas taoístas que se mantêm fiéis à ideologia feminina e sexual. É triste que o mundo tenha mudado e que já não tenhamos o conforto desses santuários em que passar adiante os nossos ensinamentos. Não obstante, agora, com este maravilhoso registro dos ensinamentos das Tigresas Brancas compilados por Hsi Lai, estamos certas de que a nossa filosofia e o nosso conhecimento não serão esquecidos.

No decorrer de eras fomos ridicularizadas, banidas, presas e até mortas por nossas convicções sexuais por zelosos moralistas e bandidos políticos que procuravam conquistar as massas. No entanto, sobrevivemos às incriminações e acusações de quebra de tabu por meio da coragem e da energia de uma interminável linha de adeptos de ambos os sexos. Minha maior esperança é que este livro proporcione com enorme clareza a comprovação de nosso verdadeiro objetivo: a juventude física e a imortalidade espiritual.

Até o presente, a cultura asiática manteve abertamente o costume de sustentar concubinas e consortes, canais básicos pelos quais eram transmitidos os ensinamentos da Tigresa Branca. Agora que a tradição das esposas secundárias e das consortes passou à ilegalidade – e foi levada às profundezas subterrâneas para os que ainda têm esse costume – receio que os ensinamentos da Tigresa Branca sejam abafados se não forem tomadas providências para preservá-los.

A mudança é necessária para tudo, e certamente também para os ensinamentos da Tigresa Branca. As linhagens e as sociedades secretas deixam de existir, como acontece com o apoio aos conventos de mulheres taoístas. Nossas avenidas do passado para a propagação dos ensinamentos desapareceram muito depressa neste século, de modo que as alternativas para a preservação dos ensinamentos não podem existir da mesma forma que existiam no passado. Este livro representa as modificações necessárias para que os ensinamentos da Tigresa Branca continuem passando para as gerações futuras.

Admite-se que era dificílimo manter os costumes tradicionais da Tigresa Branca. Muitas dessas mulheres que ensinei pelos anos afora não deram certo, simplesmente porque essa prática exige muita dedicação, e requer inicialmente um mínimo de três anos intensos. Os tempos mudaram, mudaram as vidas das mulheres. Hoje elas procuram seguir suas próprias carreiras, muitas são mães solteiras e, em geral, já não recebem todo o apoio financeiro dos homens. A independência tem seu preço e com isso, elas perdem certa liberdade para se dedicarem por inteiro aos costumes tradicionais da Tigresa Branca.

Eu me sinto feliz por Hsi Lai ter feito tão notável trabalho nessa apresentação dos ensinamentos da Tigresa Branca para o mundo. Não apenas esse trabalho serve como registro dos ensinamentos tradicionais da Tigresa Branca, mas também torna acessíveis essas práticas e a filosofia aos adeptos dessa nossa modernidade. Não é importante que todas as mulheres se tornem uma Tigresa Branca, o importante é cada mulher ter a consciência de seu potencial. Cada mulher que ler este livro e puser em prática apenas uma restauração ou um exercício espiritual preservará esses ensinamentos e honrará os séculos de mulheres que os transmitiram.

Tenho a impressão de que a prática de Tigresa Branca é tão difícil como a de nossos colegas taoístas, que sentam em meditação durante horas a fio e se exercitam na alquimia interior para reter e restaurar sua energia sexual para atingir a imortalidade. As Tigresas Brancas se dedicam igualmente a seu treinamento. Contudo, muita coisa sobre nós não é visível, há toda uma história por trás da história. Somos o que o *Tao Te Ching* chama de "mulher misteriosa, a entrada para o sublime Tao". Aqui está o nosso maior segredo, mas somente as mais dedicadas podem descobrir sua verdade.

O sexo é como um veneno e, como a maioria dos venenos, também é seu próprio antídoto. As Tigresas não estão emocionalmente apegadas ao sexo; apenas o consideramos um veículo muito eficaz e poderoso por meio do qual podemos restaurar e melhorar a nossa beleza física e com o qual devemos pesquisar com muito esforço no sublime Tao para atingir a imortalidade.

As Tigresas Brancas são taoístas que descobriram como aproveitar a energia mais poderosa da experiência humana – a energia sexual – e aplicá-la na busca pela saúde, juventude, longevidade e imortalidade espiritual. As convicções e as práticas sexuais da Tigresa Branca são apenas um meio, não o fim. A energia sexual é nosso trampolim, que nos impele para uma existência mais juvenil e espiritual.

Entrego a Hsi Lai meu mais profundo respeito e minha gratidão pelos anos que dedicou à compilação deste livro. Inegavelmente, ele obteve um registro bem mais lúcido da Tigresa Branca do que poderíamos ter feito sozinhas. Hsi Lai preparou o cenário para mais um capítulo na história da Tigresa Branca, proporcionando-me a grande esperança de que os ensinamentos agora encontrarão um novo solo fértil para crescer.

Respeitosamente,
Madame Lin

Introdução

Tigresa Branca é o nome que se dá a uma mulher que disciplinadamente praticou os exercícios sexuais e espirituais com o objetivo de restaurar sua beleza e juventude para realizar plenamente seu potencial de feminilidade e a condição de imortal.

Os ensinamentos sexuais da Tigresa Branca foram criados por mulheres taoístas na China antiga. Este livro proporciona um panorama geral dos métodos fundamentais e transformadores do sexo e da filosofia da Tigresa Branca, e revela o que a mulher aprenderia em seus três primeiros anos de prática. *Os ensinamentos sexuais da Tigresa Branca* é um livro que esclarece o contexto histórico e os avanços taoístas dos métodos da Tigresa Branca, com algumas correlações da medicina ocidental moderna visando fundamentar suas convicções e seus exercícios. O livro está organizado de um ponto de vista moderno, para permitir melhor avaliação e uma boa compreensão do valor e dos méritos dessa filosofia. Assim, ele pode ser considerado ao mesmo tempo um livro de filosofia, uma revisão medicinal do sexo e da saúde, e também um moderno exame das práticas sexuais da Tigresa Branca.

A expressão *Tigresa Branca* é aplicada a pequenas sociedades secretas de uma elite de instrutoras (o instrutor do sexo masculino é chamado de Tigre Branco) que herdaram ensinamentos muito antigos e raros. Criados e estabelecidos há muito tempo na China, os ensinamentos da Tigresa Branca continuam existindo em nosso tempo, com adeptos por toda a Ásia, Europa e agora nas Américas. As sociedades da Tigresa Branca não são grandes e não dispõem de nenhuma outra estrutura, a não ser esses ensinamentos e esses métodos.

Uma Tigresa Branca poderá surgir e atuar qualquer que seja sua maneira de viver. Ela não é restrita por seu ambiente social ou por sua fé religiosa. No passado, as Tigresas normalmente viviam como consortes, concubinas ou monjas taoístas.

Embora as Tigresas seguissem determinadas orientações em seus métodos para obter a essência masculina, ou melhor, a energia sexual, estava inteiramente por conta da vontade de cada adepta mantê-las. A única estrutura real de uma Tigresa era oferecida por sua instrutora – ou instrutor. Também era raríssimo uma Tigresa ter amizade com outra Tigresa, pois suas práticas e suas verdadeiras identidades eram mantidas em segredo, e elas jamais as revelavam a ninguém fora de sua elite.

Normalmente as Tigresas evitavam o contato com outras Tigresas, a não ser umas poucas alunas que se conheciam porque compartilhavam a mesma instrutora ou instrutor. Nenhuma delas conhecia as alunas anteriores da instrutora, nem conheceriam quaisquer das alunas que as seguiriam.

A sociedade da Tigresa Branca era tão secreta que, no máximo, uma adepta poderia conhecer apenas poucas das outras adeptas de sua própria linhagem – e jamais saberia quantas outras linhagens existiriam, se existissem, ou onde poderiam estar exercendo suas habilidades. Uma boa instrutora conheceria apenas sua própria instrutora e suas próprias alunas...

Embora se possa identificar uma Tigresa por determinadas características físicas, somente uma Tigresa Branca muito experiente poderia conhecer todas essas características e reconhecer uma outra verdadeira Tigresa Branca.

A informação contida neste livro vem de uma linhagem de Tigresa Branca que data de 1784. Embora se possa traçar essa linhagem até essa data, é evidente que ela surgiu de outras linhagens sob um nome diferente ou talvez até sem nome, de tempos bem mais antigos.

O nome "Tigresa Branca" foi tomado de uma expressão chinesa que designa uma mulher com a vagina sem pelos. Em geral, essas linhagens historicamente recebiam o nome da instrutora e do local em que esta residia. Neste caso, o manual de 1748 em que este livro se baseia, trazia na página de título a inscrição "Tigresas de Chin Hua, de Nanquim". Em cada instrutora e linhagem sucessora, o nome era alterado. Por razões de clareza, Madame Lin e eu resolvemos agrupar esses ensinamentos sob um nome comum e pensamos que "Tigresa Branca" seria o mais apropriado, pois todas as linhagens do passado consideravam o significado secreto de seu nome o ideal simbólico de suas adeptas.

Uma definição das expressões

As expressões abaixo aparecem com frequência no texto; seguem rápidas explicações para evitar qualquer confusão.

Cortesã. Antecessoras das gueixas do Japão, as cortesãs eram profissionais que entretinham os homens. Sua posição na sociedade chinesa era muito respeitada e reverenciada. As cortesãs eram muito experientes nas artes do amor, e também conheciam música, poesia, artes, negócios e a ética social. Muitas vezes as cortesãs serviam como confidentes e conselheiras nos negócios. Ter a ajuda e a lealdade de uma cortesã era considerado uma grande honra e sinal da fortuna e influência de um homem.

Consorte. Mulheres que não podiam reivindicar a posição de esposa, e viviam mais ou menos segundo a moderna concepção de amante, eram chamadas de consortes. Em geral, residiam em locais separados da família do homem, proporcionando a ele uma trégua para todos os problemas dos negócios e da manutenção da família. Normalmente, as consortes eram adquiridas por sua beleza e encanto; de modo geral, tinham uma vida bastante opulenta e tranquila.

Concubina. Expressão que significa "esposa secundária". Na China antiga, os homens podiam ter tantas esposas secundárias quantas pudessem sustentar. Normalmente, as concubinas viviam dentro da residência da família, tinham seus deveres domésticos e basicamente serviam para dar um filho do sexo masculino para a posteridade do marido. Dependendo de sua riqueza, o homem podia ter inúmeras concubinas; a maioria delas jamais o servia de maneira sexual. Muitas vezes a concubina era tomada devido a algum arranjo entre duas famílias, em geral para ser instruída, para que mais tarde ajudasse sua própria família. Algumas eram poderosas; homens ricos tinham tantas concubinas que jamais encontravam todas, porque elas estavam espalhadas por diferentes regiões, frequentando escolas ou dirigindo negócios.

De modo geral, havia três razões para um homem tomar uma concubina: (1) assegurar o nascimento de filhos do sexo masculino em sua linhagem familiar; (2) proporcionar apoio financeiro para uma família e filha de poucos recursos; (3) oferecer ajuda para a *t'ai t'ai* (esposa) número um na administração da casa; e (4) simplesmente para seu entretenimento e prazer sexual.

Os ocidentais sempre confundiram cortesãs, consortes e concubinas – e as gueixas do Japão – com prostitutas. É algo tão equivocado quanto dizer que na cultura ocidental a esposa é uma prostituta porque seu marido ganha dinheiro, a sustenta e tem relações sexuais com ela. Essas três classes de mulheres podiam ter relações sexuais e serem sustentadas por homens, mas de modo algum isto as transformava em prostitutas. A expressão usada para prostituta na China é "garota *sing-sing*" ou "faisão selvagem" – e só era aplicada a mulheres que ofereciam o sexo apenas por dinheiro.

Mulheres taoístas. Na história da China existiam mulheres taoístas que cultivavam o espírito na qualidade de monjas, e se submetiam aos mesmos rigores do celibato e da meditação que seus pares do sexo masculino. Havia ainda outras mulheres taoístas que não residiam nos templos e eremitérios, mas exerciam suas práticas dentro da sociedade convencional; é dessas mulheres que derivam os ensinamentos da Tigresa Branca.

As Tigresas Brancas exerciam os métodos sexuais espirituais para a restauração de sua juventude e para atingir a imortalidade. Com o tempo, as diversas técnicas dessas mulheres levaram à formação das sociedades da Tigresa Branca. Embora jamais se tenham estabelecido como escola organizada de ensino e aprendizado, as linhagens da Tigresa Branca eram passadas em segredo a certas mulheres – e homens – que rejeitavam as ideias dos moralistas e dos confucianos, que na maior parte da história da China ditaram a estrutura e o comportamento moral das massas.

Taoísmo e confucionismo. São duas filosofias originadas na China. O taoísmo, em seu âmago, apresenta como filosofia o viver naturalmente no mundo, uma doutrina de não lutar e não interferir no mundo – os taoístas foram os primeiros livres-pensadores na sociedade chinesa. A filosofia taoísta baseia-se na obra do Imperador Amarelo (Huang Ti, autor a quem se atribui *A clássica medicina interior do Imperador Amarelo*) e em Lao Tzu e sua obra, o *Tao Te Ching*, nos textos de Chuang Tzu no *Chuang Tzu*, e no *Pao P'u Tzu*, de Ko Hung. Esses textos e ensinamentos passaram por incontáveis interpretações em toda a história da China, de modo que o taoísmo se dividiu em muitas seitas, escolas e costumes divergentes. As divisões também foram criadas porque em essência os textos clássicos do taoísmo podem ser interpretados e praticados como qualquer dessas três maneiras: alquimia espiritual, filosofia contemplativa e meio de regeneração sexual. As escolas mais tradicionais do taoísmo adotaram e adaptaram simultaneamente as três interpretações, sem descartar uma em favor de outra. A Tigresa Branca se dedica igualmente às três, passando primeiro pela regeneração sexual, depois pela alquimia espiritual e por fim, pela filosofia contemplativa – misturando e desenvolvendo todas em um período de nove anos.

Por outro lado, os confucianos acreditavam em uma sociedade ordeira e moral, em que a correção e o dever eram considerados as funções próprias da vida de um homem – a natureza era a natureza e o homem era o homem. Os confucianos não se incomodavam pensando que o homem tinha de trabalhar em acordo com a natureza. Eram fundamentalistas conservadores morais e acreditavam que os homens eram superiores às mulheres. Os confucianos também acreditavam na imortalidade, mas apenas em termos de imortalidade biológica, ou seja: a posteridade da linhagem de família. Por isso, ter filhos do sexo masculino tinha tanta importância para os chineses. O taoísmo dá ênfase à imortalidade fisiológica, em que a criação de um embrião espiritual e um filho da pessoa tinha a maior importância.

Não obstante, os taoístas viam homens e mulheres como parceiros iguais na troca recíproca da criação da harmonia suprema: assim como céu e terra e as forças *yin* e *yang* da natureza devem se equilibrar uma a outra para obter alguma forma de realização ou harmonia. Deve-se dizer que o taoísmo é semelhante à maneira como viviam os índios norte-americanos, e o confucionismo é ainda mais parecido com o que os índios americanos chamavam de "governo do homem branco". Esta analogia talvez deixe mais clara a divergência entre o taoísmo e o confucianismo na China antiga.

Imortalidade. Há uma ampla divergência do significado do conceito de imortalidade nas muitas escolas do taoísmo. Algumas escolas acreditam na imortalidade física, em que o corpo pode ser preservado pelo tempo que a pessoa considerar necessário. Outro significado é que o espírito e a consciência permanecem intactos e lúcidos durante a morte e assim teriam capacidade para se dirigir aos paraísos dos imortais ou reinos celestiais da existência, em vez de retornar ao reino terrestre. O significado mais prático é que a pessoa vive além de cem anos de idade em boa saúde ou, como dizem os chineses, "mantém a juventude na velhice". Para a Tigresa, a imortalidade contém a ideia de viver em excelente saúde, vivendo por mais tempo com boa disposição e aparência física jovial, em lúcida consciência até a morte.

Restauração da juventude. O objetivo da restauração da juventude é retomar a condição física dos anos da adolescência, não retornar ao apogeu dos catorze anos ou esperar que os seios diminuam de tamanho e assim por diante... mas antes readquir a aparência e o funcionamento que a pele, os cabelos, a vagina, os seios, o tônus muscular, a audição e a visão possuíam na adolescência e no início da idade adulta da mulher. Algumas das sensações físicas e da energia dos anos da adolescência voltarão a ser experimentadas de modo muito parecido. A Tigresa Branca acredita que uma mulher pode recuperar de cinco a quinze anos, dependendo da idade em que começar a praticar e do quanto o envelhecimento a tenha prejudicado. Um velho ditado taoísta diz que "ninguém pode lograr a morte e a velhice, mas com certeza é possível criar obstáculos para a morte e a vida pode ser prolongada."

Qi. "Energia," "fôlego" e "força vital" são interpretações que se pode dar ao *qi*. Em suma, é a energia vital interior estimulada na acupuntura e a energia que os asiáticos acreditam animar todas as formas de vida. O calor do corpo humano é uma consequência do *qi*, uma espécie de oxigênio inerente no corpo e no sangue, que estimula a vitalidade e a capacidade de resistência. Os chineses acreditam que o corpo tem a possibilidade de viver por certo período sem alimento, sem respirar ou sem a circulação do sangue – mas sem o *qi* ele não pode existir sequer por um momento.

Ching. É a necessidade primordial que as pessoas têm de se reproduzir, o comportamento que usamos para expressar o desejo sexual; as substâncias contidas nos fluidos sexuais – a força regeneradora – são o *ching* ou energia sexual.

O orgasmo é a experiência mais intensa de um indivíduo. Nenhuma outra experiência é tão completamente concentrada, nenhuma proporciona tanto prazer, tal sensação de liberação e relaxamento, nenhuma intensifica tanto todos os sentidos da pessoa. A energia sexual é a mais forte de todas as forças existentes nos seres humanos, que se expressa em nossa vida cotidiana de incontáveis maneiras, do consumo de alimentos à atividade sexual.

O orgasmo emite a energia sexual do organismo, não apenas em fluidos, mas também como importante força psicológica. A Tigresa descobre como absorver e usar em toda a sua plenitude os fluidos e as energias de seu próprio orgasmo e do orgasmo do homem para beneficiar sua saúde e bem-estar.

Como a energia sexual é a força e a influência mais forte na condição humana, a Tigresa prefere fazer uso dela para apressar sua obtenção da juventude e da imortalidade. No Ocidente, ainda temos de compreender plenamente a conexão inerente que existe entre sexualidade e espiritualidade. Para o taoísta, o refinamento sexual e espiritual do *ching* (energia sexual, funções físicas), do *qi* (energia vital, respiração) e do *shen* (espírito, consciência) – os Três Tesouros – é o segredo com que desvendar não apenas a recuperação da nossa juventude, mas também de nossa imortalidade.

Quando dirigida de modo negativo, a energia sexual pode causar inúmeras inquietações ou indisposições, de desordens alimentares a traumas psicológicos. Não importa a sua preferência, quer você o deseje ou se abstenha dele, o sexo ainda é uma corrente subterrânea na sua condição física e ao mesmo tempo no seu temperamento psicológico. Cada ser humano pode fazer uso do sexo de maneira positiva ou de maneira negativa.

Dragão de Jade. É um correspondente masculino que a Tigresa poderá ter. Não era apenas um parceiro nas atividades sexuais, mas também seu benfeitor e seu protetor. Normalmente eles permaneciam juntos por um período de três anos e depois decidiam separar-se ou não. Todo o seu relacionamento era estruturado num acordo de se ajudarem nos exercícios.

Dragão Verde. São os parceiros do sexo masculino seduzidos por uma Tigresa, com o único objetivo de adquirir energia sexual e sêmen. Ao contrário de um Dragão de Jade, os Dragões Verdes são indispensáveis e decisivos para que os exercícios da Tigresa funcionem, pois mesmo que ela tivesse um, o Dragão de Jade seria incapaz de fornecer a necessária energia sexual e o sêmen necessário para um período de três anos. Os encontros com os Dragões Verdes são casos sexuais muito disciplinados. Muita preparação e muito destaque são dedicados para descobrir e encontrá-los.

Para se tornar uma imortal

O primeiro objetivo físico da Tigresa é recriar em seu corpo as reações sexuais que surgiram na adolescência e que seriam úteis em sua recuperação física. Com isso, ela retarda o processo do envelhecimento.

Depois, ela começará a desenvolver os exercícios e as experiências de

Absorção da Energia Sexual Masculina, também conhecida como Absorção do Fôlego do Dragão. A absorção é a capacidade de induzir física e mentalmente a energia do orgasmo masculino para dentro de si, com o que ela usará essa energia masculina (*yang*) tanto para fortalecer como para aperfeiçoar sua própria energia feminina (*yin*).

Assim, é seu exercício de Absorver o Fôlego do Dragão que leva à meta espiritual de atingir a Iluminação da Mente, a experiência de ver muitas luzinhas como se fossem pequenas lanternas oscilando delicadamente dentro de sua cabeça. A Tigresa precisa sentir essa iluminação nove diferentes vezes para produzir a energia suficiente para criar o seu Feto Espiritual da Virgem Imortal e, em nome do progresso, ela tenta provocar essas nove iluminações num período de três anos. Assim como o seu correlato, o homem taoísta, ela precisa desse feto espiritual para passar pela metamorfose da mortalidade para a imortalidade. É melhor pensar nisso como uma gravidez espiritual, em que dar à luz ao feto espiritual é como desprender seu corpo mortal em troca de um corpo imortal – ou como a lagarta que solta seu casulo e surge como borboleta. Assim, ao examinar a prática da Tigresa à luz da analogia da borboleta, o Período de Restauração (os primeiros três anos da prática) é o mesmo que uma lagarta em desenvolvimento, o Período da Preservação (os segundos três anos) é o momento em que a lagarta se embrulha no casulo, e o Período do Refinamento (os últimos três anos), o surgimento da borboleta.

Qigong significa literalmente "trabalhar a respiração" – mas *qi* também significa "energia vital" e *gong* também significa "recursos competentes". Toda a ideia de *qigong* é fortalecer a respiração e a energia vital do organismo o bastante para beneficiar a saúde física e mental da pessoa. A maioria dos livros taoístas de *qigong* hoje populares contêm algumas impressões equivocadas, basicamente evidentes naquilo a que de modo geral é conhecido como Circuito Celestial Menor, que é o exercício de fazer o *qi* subir pela espinha dorsal e descer pela frente do corpo. Segundo esses livros, o objetivo para o homem ou para a mulher é praticar as técnicas de visualização e respiração para obter a circulação do *qi* por dois meridianos: *jen mo*, ao longo da espinha, e *tu mo*, pela frente do corpo.

Essa intenção é correta, mas não o processo ou a maneira como tem sido apresentada. Em primeiro lugar, esses livros dão a impressão de que uma pessoa pode chegar a esta circulação do *qi* simplesmente através da visualização e da respiração. Nada poderia estar mais longe da verdade. Sentir a circulação do *qi* uma única vez em uma única ocasião, para não falar em ter a sensação desta circulação em nove diferentes momentos, pode exigir toda uma vida de prática – e poucos taoístas podem conseguir isto. Esta é a razão pela qual os taoístas praticam o *tai-chi-chuan*, o *qigong*, a alquimia interior, a meditação e assim por diante, durante a vida inteira. Muitos autores tomam os antigos diagramas e as antigas explicações taoístas e apresentam a ideia de circulação como algo imediato, lugar comum e fácil de atingir, quando na verdade é o resultado ou efeito de muita prática.

Em segundo lugar, e ainda mais importante para entender, este processo de fazer o *qi* circular nove vezes é importante para o aperfeiçoamento do homem, mas não para o progresso da mulher. Por outro lado, a iluminação é de suprema importância para ela.

Um homem tem de sentir a circulação do *qi* através dos meridianos antes que a experiência da iluminação seja desencadeada, mas sentir a circulação ainda não é nenhuma garantia de que a iluminação virá a seguir. Por outro lado, a mulher pode sentir a iluminação sem ter de fazer o *qi* circular, porque biológica e espiritualmente ela já está preparada para a gravidez. O homem não está preparado e por isso tem de abrir seu tan-t'ien primeiro, para conseguir fazer o *qi* circular. *Tan-t'ien* significa "o campo do elixir" – fisicamente, é um centro do ser humano, um ponto no baixo abdômen para onde a respiração deverá ser dirigida e onde se concentrará para que o *qi* se acumule e se desenvolva. Mais importante, é onde ocorre a gravidez espiritual ou o embrião do espírito. Um homem só terá a iluminação depois de abrir o seu *tan-t'ien*.

A Tigresa deverá fazer um grande esforço: ter nove diferentes iluminações em três anos não é fácil. Poucas Tigresas conseguem essa iluminação – assim como poucos homens taoístas algum dia conseguirão criar seu feto espiritual. No entanto, ambos adquirem uma excelente saúde e a restauração em seus esforços para atingir a iluminação e fazer o *qi* circular, portanto ninguém deve pensar que a viagem é inútil ou a meta inatingível.

Como não precisam fazer o *qi* circular para atingir a iluminação, de certa maneira as mulheres têm uma tarefa mais fácil. Pode-se usar a analogia da gravidez: a mulher só precisa receber o esperma em um óvulo fértil para engravidar. Para ela, o verdadeiro trabalho é incubar esse óvulo durante nove meses para parir uma criança. Da mesma forma, ela só precisa absorver o *yang shen* (a energia e essência sexual/espiritual do homem) para ter a iluminação e deve sentir a iluminação em nove vezes separadas para criar seu feto espiritual.

Por outro lado, o homem tem de se reinventar, por assim dizer, para criar uma gravidez espiritual dentro de si. É por isso que ele precisa fazer o *qi* circular em nove momentos diferentes, e é por isso que ele precisa injetar uma gota de refinado *yang shen* (a essência sexual refinada – análoga a uma célula de esperma ligando-se ao óvulo fértil) em seu *tan-t'ien* para criar um embrião ou feto espiritual.

Contudo, os processos que devem acontecer para o homem criar uma gravidez espiritual não podem ser praticados como exercícios. A circulação do *qi* e a iluminação ocorrem mais como resultado de seus exercícios de Inverter o *Ching* para o Cérebro, retenção do esperma, meditação e ritmo de respiração – exatamente como ocorre com a mulher grávida a partir do processo em que o esperma procura e chega ao óvulo, não apenas devido ao ato sexual físico. Portanto, as Tigresas vêm seu processo de criar um feto espiritual como a absorção da energia sexual masculina de modo muito parecido ao modo como seu óvulo fértil absorve a célula do esperma para criar uma vida nova. Por outro lado, os homens precisam juntar os fluidos seminais e o esperma nos testículos para depois ejacular o esperma, permitindo que a célula saia em sua viagem para encontrar o óvulo fértil. É análogo ao processo de enviar o *qi* em uma viagem para terminar em seu *tan-t'ien* para criar sua gravidez espiritual.*

Para o verdadeiro taoísta e para a Tigresa, a gravidez física imita a gravidez espiritual: o sexo físico e o sexo espiritual são vistos por eles como macro e micro imagens-espelho um do outro. Ambos compreendem não apenas que o sexo é sua força interior mais poderosa, mas que homens e mulheres têm um papel diferente na criação de fetos materiais e espirituais. O homem cria *doando* esperma, a mulher cria *recebendo-o*. Portanto, o homem deve criar (refinar) sua gota de *yang shen* para se engravidar espiritualmente. A mulher precisa receber (absorver) o *yang shen* para se engravidar espiritualmente. O sexo físico exige a relação sexual, quando o óvulo da mulher e o esperma do homem se juntam. O sexo espiritual implica em processos mentais em que a essência *yin* reúne e se funde com a essência *yang* para as mulheres e a essência *yang* reúne e se funde com a essência *yin* para os homens.

* Para maior informação a respeito dos métodos taoístas masculinos de desenvolver o *qi*, reverter o *Ching* para o cérebro e meditação, veja *Qi Gong Teachings of a Taoist Immortal*, de Stuart Olson, editora Inner Traditions.

À luz dessa informação, é interessante mostrar como os livros taoístas típicos dão ênfase ao ponto de vista do homem, deixando implícito que o aperfeiçoamento é, e sempre parte, do domínio dos homens. Quando se olha da perspectiva da Tigresa, as mulheres têm uma capacidade mais natural de atingir a imortalidade e as metas do aperfeiçoamento taoísta porque são biologicamente mais adaptáveis e mais receptivas. Contudo, presumir que a mulher é superior no aperfeiçoamento espiritual seria um equívoco, pois homens e mulheres devem usar as táticas que mais lhes convenham. Este problema surgiu do desconhecimento sobre as diferenças; por isso, algumas mulheres se empenham em métodos taoístas de aperfeiçoamento que são mais propícios para os homens e assim entram em desvantagem.

Para realizar seus objetivos, a Tigresa periodicamente usa os Dragões Verdes, homens que são seduzidos unicamente por sua energia sexual. Ela estará com eles não mais do que nove vezes em um dado período e em geral será observada, secreta ou abertamente, pelo seu Dragão de Jade durante a sedução de Dragões Verdes. Muitas Tigresas procuram Dragões Verdes, mas uma Tigresa não precisa de um Dragão de Jade para atingir seus objetivos. Esse parceiro é adquirido por três razões: apoio financeiro, proteção física e por ser um parceiro confiável para as Técnicas Transformadoras mais avançadas.

Em essência, a Tigresa começa seus exercícios em um nível físico, para restaurar e preservar sua juventude. Uma vez obtidas as metas e os aspectos físicos, ela passa para o nível mais espiritual, o período transformador, em que a experiência da absorção é como uma ponte ligando esses dois momentos. Como em qualquer exercício espiritual, os aspectos físicos devem ser dominados antes de dominar o espiritual – exatamente a mesma premissa ensinada em todos os exercícios de meditação, artes marciais e ioga.

A Tigresa Branca é muito disciplinada no exercício das atividades sexuais e no tempo gasto nessas ações. Uma Tigresa só se envolve em certos atos sexuais disciplinados. Ela adota um plano que não interfira muito em sua vida cotidiana normal. Embora o plano dos exercícios e o tempo gasto não sejam intensos, seus encontros sexuais o são.

Como acontece com a maioria das ideologias e exercícios dos chineses, o rigor e a disciplina estão na base dos exercícios da Tigresa Branca. Entretanto, apesar do rigor e da disciplina projetados nesses exercícios, as Tigresas são muito apaixonadas e se entregam – apaixonadas não somente em relação ao exercício, mas também em relação aos homens com quem entram em contato. Para a

Tigresa, a paixão é o meio pelo qual ela pode realizar seu objetivo final. Assim, quando estiver lendo este material, jamais esqueça que as Tigresas procuram ser encarnações da paixão e da entrega.

A filosofia da Tigresa Branca vai ao âmago e à origem da sexualidade e espiritualidade da mulher. O conteúdo apresenta certa dificuldade, para dizer o mínimo, mas não há como escapar ao fato de que não importa qual seja a preferência sexual – da obsessão à completa abstinência, o sexo envelhece a pessoa. O sexo é como uma droga: o exagero degrada e destrói, mas utilizá-lo corretamente pode restaurar e preservar uma pessoa. A Tigresa se concentra em usar o sexo corretamente como remédio.

A Tigresa vê o sexo exatamente como alguém veria a busca de uma profissão, o que significa separar algum tempo para o aprendizado dessa profissão. Seus exercícios não são simples exercícios de proezas sexuais, nem exercícios visando a beleza – antes, e mais importante, ela se torna uma Tigresa para que possa verdadeiramente se conhecer e aplicar a energia e a confiança que acaba de descobrir para realizar qualquer tarefa que decida empreender.

De modo geral não temos nenhuma ideia do quanto o sexo pode ser poderoso e positivo, especialmente quando aprendemos a dominá-lo e dirigi-lo. Para a Tigresa, o sexo é uma disciplina na superação de seu maior inimigo: seu próprio ego.

Muitas pessoas talvez não concordem com os métodos da Tigresa Branca, mas ela ergue o véu escuro do conformismo e da moralidade sexual para encontrar a verdade e os recursos da energia sexual e assim descobrir o remédio para se tratar da condição mortal: o envelhecimento, a doença e a morte não-natural.

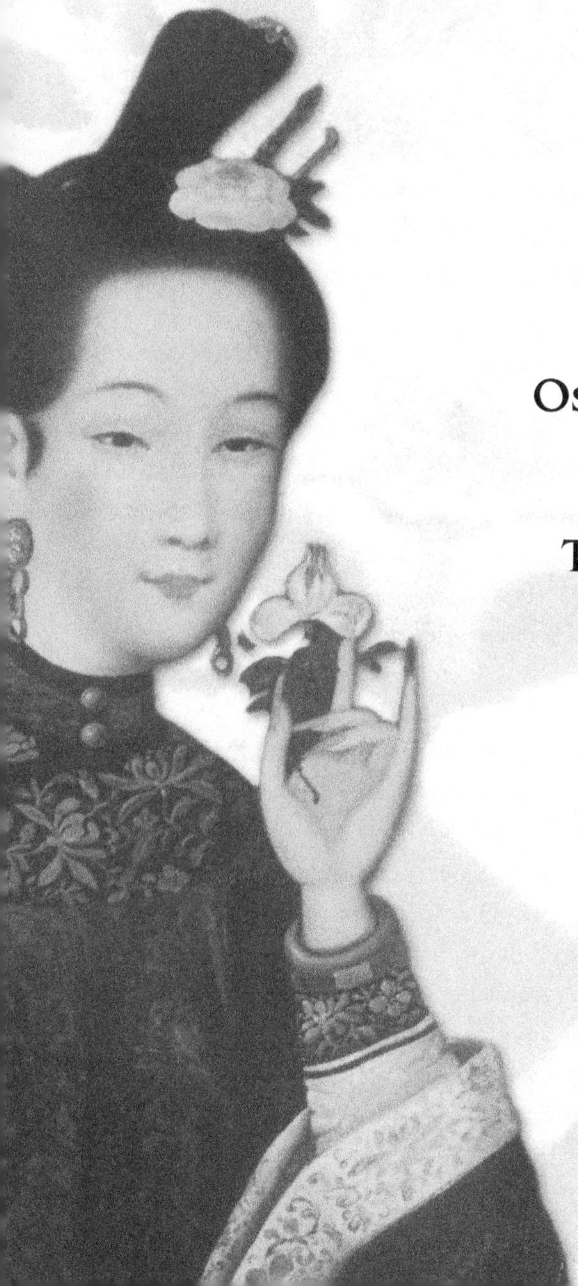

Parte Um

Os ensinamentos da Tigresa Branca

白虎教

Encontros com as Tigresas Brancas

際會

As primeiras influências

Meu interesse pela questão do sexo transformador começou quando eu tinha uns dezoito anos e li um artigo sobre o Mahatma Ghandi, informando que periodicamente ele dormia entre duas virgens de doze anos de idade. Ele não fazia isto para ter contato sexual, mas era um antigo costume para rejuvenescer sua energia masculina. Mais tarde descobri que os taoístas chamavam este método de "uso do *yin* básico para reabastecer o *yang*." Não pude compreender naquele momento; mais tarde vim a saber que existe uma profunda teoria e um objetivo nesse costume.

A rejeição automática desse tipo de ideias em nossa cultura ocidental é indício do quanto o nosso pensamento e as nossas ações em relação ao sexo são preconceituosos, pois imediatamente entramos em pressupostos negativos sobre qualquer coisa que venha a ser interpretada como sexual. Os ocidentais tendem a se concentrar primeiro no aspecto negativo, por isso não conseguem ver a sexualidade e a espiritualidade no mesmo patamar. Embora Ghandi fosse totalmente inocente neste costume, que era tido em alta conta por muitos adeptos espirituais por toda a história da Ásia, seria uma irresponsabilidade defender seu uso no mundo de hoje, especialmente em países que não tenham uma tradição ou uma lei estipulando essas coisas.

A leitura daquele artigo foi uma semente plantada em minha consciência a respeito do quanto eu não sabia sobre a alquimia espiritual, mas precisava aprender.

Muitos anos depois tive uma experiência que fixou minha atenção no sexo transformador. Durante uns seis meses namorei uma garota de ascendência indiana que tinha certo conhecimento e muito interesse no sexo tântrico. Uma noite ela me sugeriu experimentar uma técnica que implicava em sexo oral e disse que isto mudaria toda a minha ideia sobre o sexo e o que o sexo poderia fazer.

Levando-me até uma poltrona reclinável, ela fez um sinal de silêncio e me disse para sentar calmamente e relaxar enquanto saía da sala. Ao voltar, acendeu um incenso suave e uma vela, pôs uma fita com música indiana bem baixinho em seu estéreo, ajoelhou-se entre minhas pernas e deu início à sua felação tântrica.

Disse-me para apenas estar ali tranquilamente, escutar e sentir o que fazia, e que virasse meus olhos para trás como se quisesse enxergar o alto de minha cabeça por dentro. Depois de mais ou menos uns quinze minutos, tive um dos orgasmos mais intensos de toda a minha vida.

Semanas depois, lá pela oitava ou nona vez em que ela fez isto, aconteceu uma experiência totalmente nova embora eu não tenha tido um orgasmo. Vi o que pensei que fossem milhares de luzinhas de um branco amarelado oscilando delicadamente dentro de meu cérebro. Eu jamais havia tido tal sensação de alegria ou suprema felicidade como naquele momento: eufórico seria uma descrição modesta...

Naquele momento não me dei conta, mas estive naquele estado de transe durante mais de uma hora. Para mim, pareceram poucos minutos. Quando voltei à consciência normal, não sentia nenhuma pressa de ter um orgasmo, só queria voltar àquele estado mental.

Quando estivemos juntos outra vez, ela me disse que depois do orgasmo eu deveria me sentar calmamente na sala de jantar, sem incomodá-la por nenhum motivo. Nessa ocasião, ela sentou de pernas cruzadas, imóvel durante cerca de quarenta e cinco minutos, com um profundo sorriso interior no rosto. Foi uma visão incrível.

Em consequência desse e de encontros subsequentes com ela, passei a desejar saber mais sobre o sexo tântrico transformador, e acabei descobrindo que gostava muito dele. Era a experiência de um orgasmo mais mental do que físico. O aspecto interessante desses nossos encontros é que eu não precisava adotar o comportamento masculino habitualmente agressivo. Permanecer imóvel e apenas sentir era algo assombroso para mim. Foi tão assombroso quanto a revelação que minha namorada depois me fez – e provou: ela tinha quarenta e quatro anos de idade. Em todos os detalhes ela me parecia estar em seus vinte e poucos. Embora mais tarde tenha me contado que parecia tão jovem porque praticava o sexo tântrico, ela se recusou a me dizer mais sobre aquilo – além de me falar sobre velhos textos tântricos e chineses a pesquisar.

Nos dois ou três anos seguintes eu me vi discutindo com diversas pessoas sobre essas questões de sexo tântrico. Nas minhas leituras de velhos textos chineses, de vez em quando eu deparava com afirmações sobre esses costumes, principalmente em notas de rodapé, mas nunca encontrei nada muito importante.

Para espanto meu, encontrei muitas outras pessoas que tinham o mesmo interesse pelo assunto. Quando comecei a fazer palestras sobre o taoísmo em diversas organizações e instituições educacionais, em geral não mencionava as ideias e os exercícios do sexo tântrico – mas o interesse sempre me parecia assombroso. Naquela altura eu conhecia muito pouco sobre essas questões e não conseguia realmente manter grandes discussões a respeito. Em todo caso, eu mantinha a esperança de encontrar as fontes legítimas desses ensinamentos, mas também sabia que mesmo possuindo esses ensinamentos, seria mais difícil praticá-los em nossa cultura. Uma vez minha antiga namorada indiana comentou: "Se eu dissesse às pessoas neste país o que fiz para permanecer jovem, me chamariam de prostituta e de louca, e me internariam num hospício. É melhor ficar de boca fechada sobre essas coisas."

Culturalmente, o exercício do sexo transformador é mais fácil para a mulher na Ásia. No Ocidente é bem mais difícil porque não crescemos com a mesma base filosófica ou a mesma visão da sexualidade humana – ainda conservamos grande parte da culpa e da negatividade vitoriana sobre o sexo.

Madame Lin e o Manual da Tigresa Branca

Depois de muitos anos procurando aprender mais sobre os ensinamentos tântricos, cheguei a um ponto de estagnação, por não obter livros ou instrutores confiáveis. Por sorte, eu tinha um amigo asiático que conhecia minhas experiências e meu interesse nesses ensinamentos e pôde me apresentar a uma mulher que me disse ser uma experiente massagista, uma taoísta, que vinha de uma longa linhagem de cortesãs.

Minha apresentação à sociedade da Tigresa Branca aconteceu em 1986 em Taipei, Taiwan, com a mulher que prefiro chamar aqui de Madame Lin. Nessa época, ela vivia em um distrito de Taipei chamado Peitou, que desde o início dos anos 50 era famoso pelas prostitutas riquíssimas que ali residiam. Madame Lin considerou este o lugar perfeito para esconder e praticar suas artes da Tigresa Branca, pois naquela área ninguém questionaria as entradas e saídas de diversos homens e mulheres em sua casa.

A única razão pela qual tive a sorte de encontrar Madame Lin, matriarca de uma distintíssima linhagem de Tigresas Brancas, deveu-se a uma grande amizade que fiz com um chinês, médico por profissão e taoísta por opção. O dr. Chen havia sido o Dragão Verde de Madame Lin durante três anos e seu grande sonho era passar os ensinamentos da Tigresa Branca para um livro, pois receava que essa pequena sociedade secreta estivesse condenada ao desaparecimento. Sem me dizer, ele chegara à conclusão de que eu seria uma boa escolha para compilar esses ensinamentos e passá-los para o inglês; assim, entrou em contato com Madame Lin, pedindo seu consentimento e sua colaboração para que eu escrevesse este livro.

O dr. Chen começou por me chamar a Taipei, para aprender uma espécie de massagem taoísta de certa mulher, conhecida sua. Quando cheguei, compreendi quem era ela e o que ela ensinava. Eu não poderia me sentir mais animado e grato por aprender seus segredos.

Quando a encontrei, em 1986, Madame Lin tinha 63 anos de idade, mas, para falar a mais pura verdade, era impossível ter uma ideia de sua idade. Suas maneiras eram as de uma senhora muito experiente e muito polida, mas seu corpo e seu rosto eram os de uma jovem. Se eu a visse andando pela rua, diria que ela tinha uns trinta anos. Seu cabelo era muito comprido e de um negro brilhante, os seios incrivelmente firmes e empinados, o corpo bem formado e bem posto, uma cinturinha fina, sem nenhuma mancha de idade em nenhum ponto. Olhar para ela fazia pensar que se estava olhando para uma adolescente.

Em uma das primeiras visitas que fiz à sua casa, ela começou a me falar sobre a filosofia da Tigresa Branca. Enquanto eu escutava e tomava notas, ela falava e cozinhava. Embora aparentemente ela não comesse nunca, estava sempre cozinhando – o que era estranho, pois tinha três empregadas, uma das quais a cozinheira...

Em pouco tempo perguntei por que esses ensinamentos eram tão ocultos, tão ausentes na literatura. Ela sorriu, largou o pilão com que moía sementes e saiu da cozinha pelo que me pareceu um tempão. Quando voltou, tinha nas mãos um livro manuscrito, muito antigo e esfarrapado, que depôs cuidadosamente à minha frente, dizendo:

– Você saber ler chinês... abra o livro onde está meu marcador e leia.

O título deste livro bastante grande era *Hsi Wang Mu Nan Tsin Ching Pi Chieh* ("Os preciosos segredos da Mãe Real do Ocidente para absorver a energia sexual do homem"). Muitas vezes nos meses seguintes, Madame Lin me deixou examinar aquele antigo livro, cuja encadernação estava caindo em pedaços. Dentro da capa havia uma nota explicando como o livro havia sido copiado à mão por Chin Hua ("Botão Dourado"), ancestral da linhagem de Madame Lin, no ano de 1748, no reinado do imperador Chien Lung, da dinastia Ching.

A nota inteira dizia: "As Tigresas de Nanquim de Chin Hua". Então o livro passava por dezoito instrutores consecutivos da Tigresa Branca, cinco dos quais homens e treze mulheres. Seus nomes, locais de residência, nomes preferidos de iniciado e datas de nascimento e morte estavam anotados na mais perfeita ordem, em tiras separadas de papel ocre, guardadas numa bolsinha de seda, por dentro da capa do livro. Madame Lin dava sinais de que entregaria o livro a uma de suas melhores alunas, que vive e estuda no Japão. Nesta obra me referirei a este livro como o *Manual da Tigresa Branca*.

O livro estava dividido em duas partes; a primeira continha uma série de textos que basicamente tratavam de filosofia, poções de ervas, astrologia, artes marciais e técnicas de massagem. A segunda parte continha diversos textos sobre as técnicas transformadoras do sexo. Contudo, em cada seção os textos tinham a ver com outras partes da obra, o que dificultava bastante a leitura do livro e tomar notas sobre o que interessava. Tive de folhear aquelas páginas frágeis para frente e para trás, o tempo todo receando que se rasgassem ou se despedaçassem.

O manual inteiro fora montado de modo muito parecido com o *Kuan Yin Sutra* budista, que é uma coleção de textos que mencionam ou explicam os diversos ensinamentos ou eventos que circundavam o *bodhisattva* Kuan Shih Yin. Igualmente, o *Manual da Tigresa Branca* continha muitos trechos de vários manuais sexuais taoístas e textos de diversos instrutores – aparentemente, uma obra em andamento por muitas centenas de anos.

O interessante é que o *Manual da Tigresa Branca* continha dois raros manuais sexuais taoístas antigos, que nos círculos taoístas se acreditava perdidos. Em 1903, fragmentos dessas duas obras – *Os preciosos segredos para a sala de jade* e *O indispensável para a sala de jade* – foram publicados em dois livros separados, mas seus textos integrais eram apenas parte de muitos outros dentro da vasta obra que Madame Lin possuía. Passei muitos dias e muitas horas mergulhado naquele assombroso livro, o tempo que pude. Tendo consciência de seu valor, eu me sentia incrivelmente grato pelo simples privilégio e honra de pôr os olhos nele – para não dizer que também poderia estudá-lo...

Uma das condições para ter acesso ao livro é que eu só poderia escrever sobre questões relativas ao Período da Restauração do treinamento de uma Tigresa – os primeiros três anos – e não poderia usar os ensinamentos que uma Tigresa Branca recebia na iniciação. Madame Lin também estipulou que eu não poderia revelar nenhum sobrenome de pessoas ligadas às Tigresas Brancas.

No momento em que concordei com todas as condições, não havia me dado conta da intenção contida no que ela fizera. Embora me estimulasse e apoiasse o sonho de meu amigo, seu antigo Dragão de Jade, de que eu publicasse um livro sobre as Tigresas Brancas e suas práticas, ela protegia a si e à sua linhagem, tornando-me parte honorária dela. Assim, eu também estava sujeito a todos aqueles votos de segredo. Ela assim garantia o que eu poderia e o que não poderia revelar – e, como todas as Tigresas Brancas aprendem a fazer, terminava no controle absoluto.

Conforme a recomendação, comecei a leitura do livro de Chin Hua e cheguei ao trecho que Madame Lin havia marcado:

> Hsi Wang Mu obteve a imortalidade por meio da restauração de sua energia feminina. Suas forças se tornaram tão intensas que, quando ela seduzia o Tronco de Jade de um homem [o pênis], com apenas uma união ele cairia exausto, enquanto o rosto dela brilhava radiante com a essência dele. Ela já não precisava de nenhuma espécie de cosmético. Ela podia absorver a essência de cem homens sem sentir nenhuma exaustão, pois seu corpo era como o de uma garota muito jovem cheia de vitalidade e energia. Maridos de nada servem para esta mãe espiritual. Amar como os homens desejavam ser amados e saber o segredo da convergência do *yin* a tornaram imortal. Com certeza esses homens não ousaram divulgar a verdadeira natureza das técnicas da mãe espiritual.

Meu primeiro pensamento depois de ler esse trecho foi *por que será que os homens que estiveram com Hsi Wang Mu não ousam divulgar a natureza de suas técnicas?* Quando fiz esta pergunta, Madame Lin me deu uma resposta muito interessante:

> Bom, pelas palavras usadas, deve estar claro que se referem a técnicas de sexo oral. Na China antiga o homem devia exercer a retenção do esperma e colher as forças *yin* da mulher durante a relação sexual, para promover sua saúde. Apenas em determinadas datas auspiciosas do mês ele ejaculava na esposa ou na concubina, mas somente com finalidade de procriação. É uma tradição antiquíssima que permanece em vigor. Os confucianos promoveram essa ideia para a geração de filhos do sexo masculino e assim dar continuidade ao processo de veneração dos ancestrais. Os taoístas a promoviam como recurso para prolongar e preservar a saúde. Este era um dos poucos hábitos em que essas duas religiões concordavam. A regra implícita era que tudo deveria acontecer no quarto de dormir e jamais seria revelado em público. Até o beijo é considerado um ato sexual para os chineses, por isso nunca vemos casais asiáticos se beijando em público.
>
> O sexo oral era considerado apenas um preliminar para aprimorar a relação sexual; empenhar-se unicamente nele significava que o homem não honrava seus ancestrais, porque [assim] não poderia engravidar a esposa. Não era proibido gostar desse tipo de ato, mas a meta era a relação sexual de modo a colher a energia *yin* da mulher para seu benefício. Esta é uma ideia muito antiga e profundamente enraizada dos chineses, embora atualmente esteja aos poucos perdendo a preferência.
>
> Alguns homens também tinham medo de admitir em público ter e gostar do sexo oral devido a um velho boato persistente de que se tornariam homossexuais se o praticassem demais. O sexo oral é muito poderoso, como Hsi Wang Mu comprovou.
>
> Os homens chineses de eras passadas o temiam por causa das terríveis histórias supersticiosas que os taoístas inventaram sobre os espíritos do sexo feminino que os sugariam até secar toda a essência de suas vidas. Um chinês raramente estimulava ou ensinava à esposa ou às concubinas os métodos do sexo oral, receando que elas se tornassem demônios do esperma e tirassem sua vida caso se enfurecessem ou, pior, se envolvessem com outros homens. Como o sexo oral não engravida, a mulher poderia pensar que é um deslize seguro, que

não poderia ser rastreado. Esposas e concubinas deviam parir filhos do sexo masculino para seus homens e raramente aprendiam as técnicas do quarto, que seriam consideradas desrespeitosas para elas.

Por toda a história, os homens chineses preferiam ir para as "casas da flor" [de prostituição] ou buscar uma consorte ou cortesã para experimentar seus desejos lascivos, mas nunca se entregavam a eles com as esposas ou com as concubinas. Assim, as filhas, as filhas das filhas e assim por diante, cresciam pensando que o sexo oral é sujo, mau, algo que somente fazem as prostitutas. Publicamente, o sexo oral era considerado tabu, mas não atrás das portas das casas da flor ou nos casos com as consortes e as cortesãs.

Por causa disso, o homem chinês raramente admitia gostar do sexo oral. Todo o tabu do sexo oral, a ideia de que ele não estivesse honrando seus ancestrais ou não estivesse reunindo forças *yin*, é a razão pela qual nenhum chinês ousaria divulgar que técnica a Tigresa Branca usou. Contudo, desse texto se depreende que ela usava o sexo oral. Vi outros textos que supostamente seriam do Quarto de Jade, mas muita coisa foi alterada ou retirada para estimular métodos de relações sexuais em vez de sexo oral.

Minha linhagem data de 1748, mas de quem Chin Hua aprendeu ou de quem recebeu o texto, não sei. Creio que ela copiou de outra Tigresa Branca e começou uma nova linhagem. Por quê ou de quem, não posso responder...

Minha outra pergunta para Madame Lin era sobre a frase "Conhecer o segredo da convergência do *yin* a tornava uma imortal." A expressão "conver-gência do *yin*" (*yin fu*) é um antiquíssimo conceito taoísta sobre a imortalidade atingida. No entanto, a resposta de Madame Lin foi muito interessante e lançou uma nova luz sobre o seu significado:

> As mulheres são *yin* por natureza, e os homens são *yang*. Cada um deve procurar absorver o outro, se quiserem se precaver contra os processos de envelhecimento e morte da natureza. No *yin* há um aspecto *yang* e no *yang* há um aspecto *yin*. É mais compreensível dizer que em cada mulher há um aspecto masculino, e nos homens há um aspecto feminino. Quando extraem o aspecto feminino delas, o *yin*, e o harmonizam com sua natureza *yang*, os homens podem atingir a imortalidade. É por isto que os homens taoístas exercitam a imobilidade concentrada, dão grande importância à tranquilidade, e assim

necessariamente conservam sua energia e seus fluidos sexuais. Por outro lado, as mulheres devem extrair o aspecto masculino deles, o *yang*, e harmonizá-lo com sua natureza *yin* para atingir a imortalidade. As mulheres taoístas devem exercitar a atividade concentrada e dar maior atenção ao movimento, assim necessariamente estimulando sua energia e seus fluidos sexuais. Quando aprendem a fundir e harmonizar completamente o *yin* e o *yang* interior, o homem ou a mulher podem atingir a imortalidade.

Pode-se dizer muito, muito mais sobre isto, mas este é o significado essencial da convergência do *yin*. Por enquanto, você talvez se confunda, mas quando aprender a tomar o invisível [*yin*] e fundi-lo com o visível [*yang*], saberá controlar o funcionamento do Céu e da Terra. Para a Tigresa Branca, isto significa tomar a energia sexual [invisível] e misturá-la com a atividade sexual [visível]. Espero que no momento em que for embora, tudo isto esteja claro para você, porque é a base do segredo da Mãe Real Ocidental para atingir a imortalidade, o que é chamado de Absorver o Fôlego do Dragão.

Essa conversa levou a uma discussão sobre o símbolo do *t'ai chi* (*yin-yang*), cuja importância me escapou inteiramente naquele momento, pois a explicação de Madame Lin penetrou na teoria taoísta bem mais do que eu havia entrado ou compreendido antes. Ela disse que outrora o símbolo eram dois peixes, uma fêmea e um macho, um tentando morder a cauda do outro. Os peixes do sexo feminino engravidam quando o macho deposita o esperma em suas escamas, que é então absorvido pelo organismo da fêmea. (Quer seja um peixe do sexo feminino que realmente absorve o esperma através da pele ou um macho que vem fertilizar os óvulos com seu esperma, para os chineses a ideia é a mesma: o esperma é exterior à fêmea.)

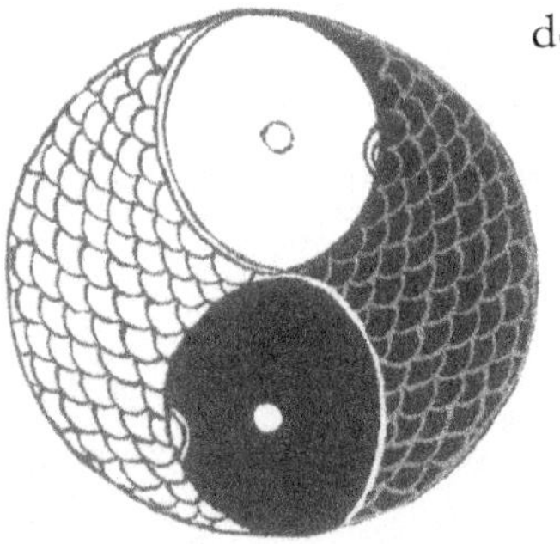

Na mitologia chinesa, o peixe há muito simboliza a boa sorte, a abundância e a harmonia, além do ato sexual em si. É interessante saber que a antiga ideia de uma fêmea de peixe nadando em água turva (o esperma) era a metáfora para a completa restauração da juventude. *Peixe* e *água* passaram a significar o pênis (peixe) e as secreções (água), quando envolvidos no ato sexual. Madame Lin acreditava que as fêmeas se beneficiam mais da absorção do esperma do que se este é injetado, acrescentando que é muito provável que os seres humanos se tenham desenvolvido de criaturas do mar (comprovado pelo aspecto reptiliano remanescente no cérebro) e que a pele é nosso maior e mais sensível órgão.

Ela também explicou que os machos são *yang*, representados pela ação do fogo; são facilmente aquecidos e queimam rapidamente. Por outro lado, as fêmeas são representadas pela água, demoram a ferver e são frias. Por meio da interação de calor e água surge o vapor, que é muito poderoso. Esta é uma descrição precisa do ideograma chinês para o *qi*, que retrata o vapor subindo da panela do arroz cozido. A partir desta ideia, Madame Lin fez a correlação entre o sêmen, que é quente, e a saliva, que é fria, e como era adequada em relação aos primeiros desenhos do símbolo do *yin-yang*: o *yang* representa o dia, a luz do sol, o calor; o *yin* representa a noite, a escuridão, o frio.

Durante mais de uma hora ela fez correlações entre o símbolo do *yin-yang* e os ensinamentos da Tigresa Branca; tive grande dificuldade em acompanhá-la. Madame Lin encerrou toda essa discussão dizendo o seguinte:

> Nas profundezas de nosso cérebro estão as influências do momento em que os seres humanos saíram do mar. Quando nos damos conta disso e aproveitamos essa influência, nossa vida se transforma. Exatamente como no momento em que a criança deixa o ventre líquido de sua mãe, podemos começar a aspirar uma vida nova para dentro de nós. Não é nenhuma bobagem o fato de todos os grandes líderes espirituais terem sob uma ou outra forma algum tipo de associação com o peixe, assim como com seus primos, os dragões e os répteis.

Muitas vezes, enquanto estava sentado em uma mesa na sala ligada à área de recepção de Madame Lin, absorto no estudo do *Manual da Tigresa Branca*, observei algumas mulheres muito bonitas entrando em sua casa para o que pressuponho terem sido suas aulas sobre a Tigresa Iniciante (o período inicial de seis meses do treinamento). Contudo, jamais vi sequer uma única vez qualquer outro homem entrando. A presença de um demônio estrangeiro do sexo masculino de olhos redondos ali sentado às vezes causava grande terror naquelas mulheres. Em algumas ocasiões, Madame Lin teve de sair correndo da casa para buscá-las, gritando: "Não há nenhum problema! Ele é nosso amigo! Está tudo bem! Volte!" Ela sempre ria muito quando isto acontecia.

Madame Lin então conduzia essas mulheres para o outro lado do pátio interno para um dos aposentos privados situados além da parte principal da casa e não voltava durante três horas ou mais. Eu era proibido de atravessar o pátio.

Uma determinada garota, Hsun Li, parecia mais intrigada com a minha presença do que as outras. Ela gostava de tentar falar inglês comigo, por isto sempre chegava cedo para as aulas. Trazia delícias maravilhosas, como o *baotzu* (um bolinho doce de farinha de arroz, recheado com pasta de lótus); era tão bonita e de maneiras tão delicadas que era difícil estar só com ela e não desejar tê-la.

Ela foi muito gentil em me mostrar algo que jamais imaginara que veria algum dia. Como Hsun Li sabia que eu estava compilando um livro sobre as técnicas da Tigresa Branca, e ela em breve seria iniciada como Tigresa Branca, achou que seria bom que eu testemunhasse – em vez de apenas ler a respeito – a última de suas três cerimônias de iniciação: a depilação ritual, a tatuagem em seu monte de Vênus e a entrega de sua gargantilha.

Depois da iniciação, Hsun Li recebeu de Madame Lin um nome de Tigresa Branca iniciada: *Hsiao Lian* – Pequeno Lótus. Em chinês, *lótus* é um eufemismo para vagina.

Hsun Li foi embora naquela mesma semana, eu não sabia para onde e fui ignorante o suficiente para perguntar a Madame Lin. Ela apenas sorriu e disse delicadamente:

– Ela foi para o Palácio Celestial de Hsi Wang Mu para se preparar para a imortalidade.

Em tom mais incisivo, retorquiu:

– Por quê? Você quer ir até lá para estar com ela?

Eu não disse nada, tomando sua resposta como uma polida maneira de dizer que não era de minha conta...

Madame Lin passou um bom tempo explicando muitas das palavras e expressões usadas em seu livro, que eu não conseguia entender, especialmente as que diziam respeito às poções. Toda uma seção do livro menciona mais de trezentas poções para tudo: de indisposições e doenças sexuais a afrodisíacos – poções para aprimorar as glândulas sexuais, poções para aborto, poções para atrair o amor, poções para induzir o transe e os estados espirituais, poções para produzir as capacidades paranormais e assim por diante. Sem sua ajuda, eu jamais teria compreendido algumas dessas poções.

Ela fazia questão de repetir muitas vezes o que eu poderia e o que não poderia revelar no livro que escreveria. Madame Lin havia sofrido a perseguição e fora ridicularizada quando os adeptos de Mao invadiram Shantung, de modo que para a Tigresa Branca, tanto individual como coletivamente, o segredo era sua maior preocupação. Não obstante, ela também sonhava vivamente com a Tigresa Branca exercendo suas habilidades nos Estados Unidos, e compreendeu que sem uma espécie de guia de referência, as mulheres não-asiáticas jamais teriam a oportunidade de conhecer essas práticas. Entretanto, sua maior preocupação eram as mulheres asiáticas nascidas nos Estados Unidos.

Madame Lin não gostava muito do movimento feminista dos Estados Unidos e não achava nenhuma virtude nem que houvesse qualquer verdadeiro benefício mais permanente para mulheres que usavam os métodos de protesto, separação e enfrentamento. Ela acreditava que quando se começa uma luta, essa luta jamais terminará e que as guerras jamais conseguiram soluções de alguma duração para a humanidade.

Para ela as feministas deveriam ir além das questões masculinas ou femininas para se elevarem acima do que as mulheres consideram opressivo e injusto. Comparou as questões das mulheres com uma lagarta passando pela metamorfose e se transformando em borboleta. A lagarta pode não gostar de estar confinada ao casulo, mas é este processo que mais tarde a libertará e transformará em uma linda borboleta. Se a lagarta procurasse lutar para sair do casulo antes que a metamorfose estivesse completa, ela definharia e morreria.

Segundo ela, as americanas estariam melhor se usassem o tempo para compreender e imitar a natureza, em vez de atribuírem sofrimentos e injustiças ao domínio do homem. Homens e mulheres sofrem igualmente. O sofrimento é relativo a quem passa por ele e Madame Lin não via nenhuma sabedoria em tentar lutar com aquele sofrimento ou jogar a culpa a algo externo. Para ela, seria melhor as mulheres aceitarem o que lhes causa sofrimento e ao mesmo tempo usar o sofrimento para superá-lo. É exatamente isto que fazem os ensinamentos da Tigresa Branca: ajudam as mulheres a aceitar, abraçar e usar os homens para obterem sua própria liberação. Desnecessário dizer que as ideias de Madame Lin são muito taoístas; é indiscutível que mos-traram funcionar muito bem para ela.

Madame Lin explicou depois as razões secretas para as Tigresas Brancas usarem quase exclusivamente o sexo oral, o que era totalmente contrário aos métodos que constavam nos manuais sexuais taoístas mais populares com relação ao Aperfeiçoamento Sexual Dual. Uma vez, quando ela falava sobre essa questão, tive de interrompê-la para lhe dizer que se os seus comentários fossem publicados haveria uma gritaria na comunidade taoísta ortodoxa, porque nada até então publicado em matéria de artes sexuais, meditação e alquimia taoísta sequer insinua esse tipo de coisas. Talvez ninguém acreditasse e o livro fosse crucificado. A resposta dela foi:

– Muito bem, então teremos feito alguma coisa...

E continuou, explicando suas ideias de como os outros reagiriam a esta obra, especialmente os taoístas mais convencionais.

> Você está esquecendo algo muito importante: antes de publicar o seu livro, terá de pesquisar as convicções da Tigresa, não é? Só então poderá decidir se o escreverá ou não. Se chegar à conclusão de que esses ensinamentos não têm nenhum mérito, não escreva o livro – mas se perceber que são valiosos e legítimos, escreva-o. Se isto acontecer, não importa o que disserem, você saberá que está certo. Portanto, não se preocupe sobre os que decidirem criticar esses ensinamentos, pois se criticam, seu refinamento e sua imortalidade não estarão em nenhum lugar. Se estivessem, não teriam motivo para criticar, porque um verdadeiro taoísta jamais discute os fatos. Além do mais, a maioria dos taoístas são homens e eles sofrem de um complexo de superioridade, como todos os homens. Como não são mulheres, não deveriam pretender saber o que é melhor para nós.
>
> Meu antigo Dragão de Jade, seu amigo, obteve a sua imortalidade. Não a ganhou do taoísmo convencional, ele a adquiriu comigo. Diga sinceramente: você alguma vez o viu agir como um taoísta convencional? É claro que não. Por que pensa que ele tanto insistiu para fazer você vir até aqui?

Como verdadeiro homem de imortalidade, ele sabe o quanto isso tudo é correto, e quer que você também o saiba. Portanto, pare com essa bobagem de se preocupar com o que pensarão os taoístas convencionais; a maioria deles está girando por aí com as vestes tradicionais da dinastia Tang, com um falso ar de imortais. É assim que eles vivem... nunca se esqueça disto. Verdadeiros taoístas são bem mais difíceis de encontrar.

Mais tarde naquele mesmo dia, enquanto batia no pilão mais sementes, ela veio e sentou-se perto de mim, abriu a parte de cima de seu vestido e me disse para sugar seu seio até sentir um líquido doce saindo do mamilo. Depois de uns dez minutos, senti o sabor e foi incrível: eu jamais experimentara nada parecido com aquilo do seio de uma mulher.

Então, ela delicadamente tirou minha cabeça dali, abotoou seu vestido e levantou-se. Enquanto voltava para a cozinha, disse:

– Os seus olhos estarão melhor agora. Ler demais não é bom para eles nem para o seu Tronco de Jade.

O interessante é que meus olhos pararam de doer pouco depois.

Em certa ocasião, depois de uma aula de massagem, Madame Lin deu o que me parece uma das mais claras elucidações da virtude e da argumentação da Tigresa Branca. Eu não saberia citar perfeitamente as palavras que ela usou, mas anotei da melhor maneira possível o que ela havia dito quando voltei ao hotel mais tarde, naquele dia.

Ela disse:

Ninguém pode negar o quanto o sexo é poderoso e essencial para o ser humano... mas será que esse poder significa que deveríamos reprimi-lo ou nos entregar por inteiro? Devido a este poder, as religiões exigem uma total abstinência ou usá-lo com certa limitação. Existem também os viciados que acreditam na entrega total e que todos os ímpetos e todos os impulsos devem ser satisfeitos na hora.

A Tigresa Branca considera esses dois extremos errados e prejudiciais. A maior parte da humanidade cai em algum ponto no meio – passa por períodos de culpa moral pela condescendência, períodos de negação, períodos de entrega ao prazer e períodos de frustração porque a experiência sexual foi maior ou menor do que o desejado.Tudo pode se resumir em confusão sobre o que é e o que fazer e o que não é e o que não fazer. Homens e mulheres em geral têm interpretações bem diferentes sobre o que é a intimidade sexual, e isto provoca muitos problemas e frustrações em um relacionamento.

Contudo, para a Tigresa Branca o sexo não é nada mais do que um meio natural e eficaz de obter a juventude e um catalisador para a transformação física e espiritual; nós o utilizamos de modo muito parecido com o que usaríamos um barco para atravessar um rio. Uma vez que chegamos ao outro lado, podemos largar o barco, pois ele não tem nenhuma utilidade em terra. Não há necessidade de carregarmos o barco...

Para a Tigresa Branca, o sexo também é como um vigoroso cavalo, que deve ser domado e treinado para ser útil. Não sendo assim, o cavalo sempre dará coices, baterá os cascos e sairá em galope procurando fugir. Ignorar o cavalo é inútil, pois ele ainda será selvagem e agirá novamente como um animal selvagem quando você tentar montá-lo. Deixá-lo à vontade só resultará em ferimentos.

Os métodos da Tigresa Branca são muito parecidos com a doma de um cavalo selvagem. É preciso acalmar o cavalo, para que se possa discipliná-lo e aproveitar sua energia. Conseguido isto, pode-se montar fácil e pacificamente o animal, e ir para onde se quiser.

Esses métodos são ao mesmo tempo condescendência disciplinada e calma indiferença metódica. A Tigresa pode montar o cavalo quando surgir a necessidade ou deixar o cavalo pastar tranquilamente quando não precisar dele. O cavalo selvagem se sentirá satisfeito em seu pasto cercado. Qualquer pessoa que já tenha montado um cavalo sente sua incrível força. Qualquer um que tenha estado com uma Tigresa Branca também conhece seu incrível poder.

Madame Lin estava triste porque era cada vez mais difícil que as Tigresas Brancas exercessem suas práticas no mundo moderno. A maioria das mulheres jovens já não tinha nenhum interesse nos ensinamentos pois o pensamento ocidental estava tão em moda que as mulheres não queriam saber de nada que insinuasse a tradição e, o que era pior, os moralistas lançavam as Tigresas na categoria de prostitutas. Ela disse que naquele momento a maioria de suas discípulas estava com trinta e tantos a cinquenta e poucos anos de idade e queriam aprender porque se haviam divorciado, porque desejavam ser bonitas de novo, ou queriam renovar sexualmente seus casamentos. As divorciadas sabiam que sendo uma Tigresa Branca poderiam ter rendimentos com massagens ou conseguiriam arranjar um amante que, neste caso, estaria ansioso por cuidar delas.

Madame Lin começara seu treinamento como Tigresa Branca aos treze anos de idade, em 1936. Sua tia-avó era uma Tigresa Branca e muitas mulheres na linhagem de sua família eram cortesãs muito realizadas; duas haviam servido como consortes reais em Beijing, na dinastia Ching. Aos dezesseis anos, ela foi iniciada como Tigresa Branca. Em 1942, ela se tornou a consorte de um poderoso senhor local, mas pouco o via, e passou cinco anos ensinando duas de suas concubinas. Pouco depois que Mao tomou o poder da China em 1949, os comunistas foram à província de Shantung para fazer a prisão pública dos membros de muitos cultos sexuais. Madame Lin foi presa por algum tempo nesta incursão.

Os jornais controlados pelo governo declaravam falsamente que essas pessoas se envolviam em descaradas orgias sexuais. Nada disso era verdade, mas serviu para convencer as massas de que Mao era um líder moral decente. O caso é que Shantung era uma das províncias mais ricas da China. Prender pessoas ricas e acusá-las falsamente de aberrações foi a maneira que os comunistas encontraram para demonstrar às massas pobres que a riqueza é um mal. Tomar concubinas, consortes ou cortesãs passou a ser ilegal e passível de punição: dez anos em campos de trabalhos forçados. Embora tenha criado essas leis para conquistar o público, o próprio Mao tinha suas concubinas – desconhecidas para o público até depois de sua morte.

No início de 1951, o pai do dr. Chen ajudou Madame Lin e seus pais a fugirem para Taiwan. Quando começou a ensinar em Taiwan, ela tinha mais de sessenta alunas, todas entre os catorze e vinte anos de idade. Ela se casou com seu segundo Dragão de Jade e levava uma vida opulenta muito confortável. Nunca vi ou encontrei seu marido durante todo o tempo em que lá estive. Pequeno Lótus me disse que ele estava em retiro de meditação por um ano.

No tempo que passei com Madame Lin, consegui encontrar e ter muitas discussões com sua filha de trinta anos, que estudava e praticava medicina nos Estados Unidos. Em uma de nossas conversas, ela comentou que quando era adolescente queria ser uma Tigresa Branca, mas sua mãe quis que primeiro ela fosse para a escola. Assim, saíra de casa aos dezoito anos para estudar medicina nos Estados Unidos. Na escola, encontrou um chinês com quem mais tarde se casou, para decepção de sua mãe. E me contou que o marido se transformara num fanático cristão renascido e tinha pouco interesse nas relações sexuais, especialmente o sexo oral, que ele considerava um ato de sodomia. O casamento durou apenas três anos.

Lamentava não ter seguido o conselho para não se casar de sua mãe, que desejava que ela houvesse estudado mais sobre as Tigresas Brancas. Ela se sentia envergonhada de ir a lugares com a mãe porque as pessoas pensavam que Madame Lin era sua irmã – e, às vezes, que era sua irmã mais moça.

Bastante timidamente, ela confessou que tentara praticar o exercício de Absorver o Fôlego do Dragão em alguns homens com quem se encontrara nos Estados Unidos, mas tinha a impressão de que não era assim tão boa naquilo e precisaria treinar antes como Tigresa Iniciante. Essa era a razão para esta sua demorada visita à mãe: discutir a possibilidade de receber esse treinamento.

Não sei dizer o que aconteceu depois disso porque nunca mais conversei com ela – mas, conhecendo a engenhosidade de Madame Lin, posso imaginar que a filha conseguiu exatamente o que desejava.

Uma noite sentei-me no pátio de Madame Lin tomando um chá antes de chamar um táxi e voltar para o hotel. Um homem jamais pode passar a noite em uma casa em que esteja ocorrendo o treinamento de Tigresa Branca, a não ser o marido da instrutora ou um Dragão de Jade que dá aulas a uma Tigresa Branca. Estava ali sentado, curtindo o ar da noite fria, quando uma jovem saiu de um dos compartimentos do outro lado do pátio. Eu a vislumbrara muitas vezes quando ela passava apressada pela porta da frente e disparava pelo pátio.

Era muito bonita, com sua perfeita cintura fina e os longos cabelos negros que desciam abaixo de suas nádegas. Desta vez, quando passou por mim, ela parou de repente, virou-se, juntou as palmas das mãos, fez uma polida reverência inclinando-se até a altura da cintura, e me disse:

– É uma honra ter enfim a chance de cumprimentar adequadamente o Hsi Lai Bai Hu ("o Tigre que vem do Ocidente"). Seria agradável se eu me sentasse a seu lado para conversar por um instante?

Como poderia eu recusar? Ao dizer que desejava sentar-se a meu lado não percebi que estava dizendo que se sentaria no chão, bem perto de minha perna. Depois, polidamente perguntou se eu podia passar a mão em seu cabelo enquanto conversávamos, afirmando que isto a acalmaria e nos tornaria bons amigos. Quando comecei a acariciar seu cabelo, ela pôs a cabeça sobre minha coxa e disse que já se sentia muito melhor.

Permanecemos ali por muito tempo; respondi suas perguntas sobre os Estados Unidos, especialmente sobre as mulheres americanas, que ela achava muito bonitas. Se realmente eram, eu havia esquecido, levando em conta a companhia que estava tendo...

Depois, consegui virar a conversa para ela e perguntei como se tornara discípula de Madame Lin.

> Eu me casei muito jovem, mas meu marido era mau: era um jogador e estava sempre com outras mulheres. Não tinha nenhuma ambição de fazer nada de bom com sua vida. Me batia muito e sempre jogava em cima de mim a culpa pelos nossos problemas. Eu estava sempre nervosa e fiquei gordíssima. Parecia uma velha bruxa cansada. Não posso lhe contar como encontrei Madame Lin. Ela me disse que não é necessário contar para ninguém, mas eu estava numa situação terrível quando consegui fugir de meu marido; encontrá-la ainda me parece um milagre.
>
> Bom, ela ficou com pena de mim e me trouxe para cá. Morei quase nove meses aqui antes de entender quem era ela e o que estava me ensinando. Embora eu tenha implorado para ser sua aluna, ela não deixava. Disse que eu não poderia ser sua aluna por gratidão, só porque me ajudara. Por quase mais um ano eu apenas fazia o que podia para ela: limpava a casa, saía, tratava de pequenas coisas. Ela jamais me pedia algo e sempre me dava dinheiro para roupas, para sair e para me divertir. Em momento algum ela me perguntou o que eu queria fazer de minha vida ou quando eu me mudaria. Por fim, achei que não poderia mais me aproveitar de sua bondade e certa noite decidi ir embora secretamente.

Mas eu era muito boba e terminei num lugar horrível, lá perto da área da baía. Dois homens me agarraram e me empurraram para um beco. Arrancaram minhas roupas, me bateram muito, enfiaram uma faca na minha garganta e me obrigaram a fazer uma porção de coisas horríveis neles. Nunca tive tanto medo. Eu me odiei por ter deixado a casa de Madame Lin e chorei muito. Bem nesse momento apareceu um homem gritando: "O que está acontecendo aí?" Gritei pedindo ajuda, esse homem veio correndo e começou a bater tanto naqueles sujeitos que eles terminaram correndo em disparada.

O homem me deu sua jaqueta, foi muito bondoso e me levou de volta para a casa de Madame Lin. Quando chegamos ao portão, Madame Lin veio correndo. Olhou para o homem, agradeceu sua ajuda e comentou que tinha sido bom que ele não tivesse perdido minha pista. Surpresa, percebi que Madame Lin sabia que eu havia ido embora e mandara o homem me trazer de volta. Fiquei muito envergonhada. Me deitei no chão e chorei.

Ela ajoelhou pertinho de mim e me disse baixinho: "Está bem, está bem... o treinamento começa amanhã." Aí, ajudou a me levantar, foi comigo para meu quarto e cuidou de mim a noite inteira.

Bom, enfim... em um ano, minha vida mudou completamente, nem eu mesma consigo acreditar o quanto... Um dia, estava fazendo compras e vi meu ex-marido – mas ele não me reconheceu, embora eu fosse caminhando na direção dele. Você acha que eu tenho quinze anos ou que tenho trinta e seis anos de idade? Não responda: tenho trinta e seis.

Eu ia dizer uns dezenove ou vinte, mas no primeiro mês por lá aprendi a não tentar adivinhar a idade de nenhuma mulher pois sempre errava.

Madame Lin vinha caminhando e tossi para chamar sua atenção. A garota imediatamente se levantou, agradeceu muitas vezes a Madame Lin pela aula daquela noite e rapidamente escapuliu. Quando estava fora do alcance, Madame Lin disse:

Daqui a três meses ela irá para o Japão, para assumir a posição de consorte em uma família muito rica. Por isso, por favor não lhe dê motivo para se apaixonar por você. Ela é uma pessoa maravilhosa, muito habilidosa e tem um bom faro para negócios... mas para se sentir feliz precisa sentir que está cuidando de um homem e esta oportunidade no Japão preencherá esta necessidade. Por favor, não estimule nenhuma inclinação romântica que ela possa criar com relação a você.

Antes de me dar boa noite e voltar para a casa, Madame Lin olhou para o claro céu noturno e deu uma risadinha:

Ela é a prova de que um bicho feio pode ser transformado em bolsa de seda...

Uma semana antes que eu deixasse Taipei, Madame Lin arranjou um maravilhoso jantar para mim, convidando cinco de suas Tigresas e mais três outras mulheres, uma das quais mais tarde descobri ser a segunda tia da Pequeno Lótus. Eu jamais soube da ligação entre as outras duas e Madame Lin.

Depois do jantar, Madame Lin fez um discurso muito gentil, começando por agradecer ao dr. Chen, seu antigo Dragão de Jade, por ter me levado até lá. Disse o quanto estava contente porque ele me escolhera para preservar os ensinamentos da Tigresa Branca e fez algumas observações lisonjeiras sobre meu comportamento e minha abertura em relação às Tigresas Brancas.

Quando nosso amigo pediu para deixar que este rapaz viesse aprender sobre as Tigresas Brancas, tive minhas reservas. Nós, chineses, pensamos que todos os americanos são loucos em matéria de sexo e só acreditam no amor livre, não no amor disciplinado. Muitas vezes o dr. Chen me pediu para aceitá-lo, muitas vezes recusei. Mas, por fim, como devo a ele minha vida e também as vidas de meus pais, meu coração e minha boca não poderiam continuar negando esse pedido para ele.

Impus muitas condições e disse ao dr. Chen que ele deveria ser testado, para vermos se era honrado. Nós o testamos mandando a linda Pequeno Lótus ir até ele e o deixamos sozinho com ela muitas vezes. Eu estava certa de que ele tentaria se aproveitar dela, mas não se aproveitou. Sempre se mostrou cavalheiro. Agora me sinto envergonhada pelo que pensava dos homens americanos, especialmente dele...

Falando diretamente para mim, ela disse:

Por favor, me desculpe. Escreva o seu livro, leve o tempo que precisar. Ninguém está com pressa, pois muitas coisas terão de ser alteradas e adaptadas para a sua cultura. Não é como aqui. *Chang sheng bu lao* (Conserve a sua juventude na velhice).

Mais tarde, naquela noite, conversei com a tia da Pequeno Lótus e perguntei como estava se saindo sua sobrinha. Disse que estava ótima, ia muito bem, e agradeceu a minha preocupação – mas cortou qualquer outra discussão sobre ela. Conversamos sobre trivialidades durante uns vinte minutos, quando Madame Lin apareceu e sussurrou algo em seu ouvido. Então ela me pegou pela mão e disse, "Tenho uma coisa que quero mostrar para você".

Atravessamos o pátio e entramos em um quarto que eu nunca vira. Para falar a verdade nunca me haviam mostrado nenhum dos quartos do outro lado do pátio pois era a área em que Madame Lin dava suas aulas e normalmente os homens não podiam entrar ali. A tia me disse para bater suavemente na porta e entrar; deu meia volta, riu e voltou correndo para a festa.

Por alguma razão desconhecida hesitei e olhei para cima onde havia uma placa pendurada acima das portas laqueadas com a frase em caracteres chineses: *Hsi Wang Mu Tien Ku* – "Palácio celestial de Hsi Wang Mu". Então abri as portas e vi, ajoelhada no chão, com as palmas das mãos juntas, a Pequeno Lótus com um sorriso imenso no rosto.

Eu ia dizer o quanto estava contente por vê-la de novo, mas com um dedo nos lábios ela me fez sinal para calar e disse, "Hoje você não será servido de *baotzu*, mas de mim, a Pequeno Lótus".

Os detalhes de minha noite com ela são mais bem descritos com a citação de um manual erótico taoísta da dinastia Ming:

Você, considero a mais adorável
com a saia de primavera revelando as suas coxas
trazendo dor para a minha paixão...
A sua cintura é tão delicada,
sua fragrância é como a da orquídea
e o seu rosto, como a flor, não há diferença!
Noite e dia meu pensamento está em você.
Quando sorveremos a Ambrósia, Ambrósia?
Nem um só instante desta noite de primavera
mil peças de ouro jamais comprariam!

Antes de minha partida perguntei o que Madame Lin pensava do futuro das Tigresas Brancas. Ela disse que o Japão talvez seja o último refúgio para as Tigresas Brancas tradicionais e sabia que algumas jovens estavam treinando e praticando por lá.

Com relação aos Estados Unidos, ela achava que talvez lá também pudesse acontecer, contudo expressou alguma reserva porque achava que a maioria das americanas teria enormes dificuldades emocionais com os costumes da submissão e com a ideia dos Dragões Verdes...

> Muitas mulheres americanas desejam ser jovens e sensuais, mas não gostam muito do sexo e são muito voltadas para si mesmas. Elas pensam demais em se libertar dos homens, quando deveriam pensar mais em libertar-se de si mesmas.
>
> As americanas estão condicionadas a usar muita maquiagem, tingir os cabelos, ter prateleiras cheias de produtos cosméticos químicos e quando se olham no espelho se convencem de que *parecem* jovens. Por volta dos trinta e cinco anos elas começam a fazer cirurgias para apertar aqui e esticar ali.
>
> Juventude, dinheiro e poder sempre levam à arrogância e à sensação de serem a palmatória do mundo. Os americanos nunca sofreram uma invasão estrangeira, nunca sentiram a fome e jamais tiveram um turbilhão político em sua terra... não deixa de ser maravilhoso, rezo para que nunca tenham

nada disso... mas isso também quer dizer que não têm uma verdadeira força interior de sobrevivência, e têm pouca tolerância ou pouca paciência até mesmo para sofrimentos menores. O acúmulo da riqueza material é a maneira como a maioria das americanas procura fugir do sofrimento.

Origem e fundamento dos exercícios

元
習

Sem uma explicação histórica de como surgiram os métodos da Tigresa Branca seria difícil compreender o objetivo e os benefícios dessas práticas. A história das Tigresas Brancas nos permitirá ver mais clara e corretamente.

Para compreender as práticas e as motivações da Tigresa, é muito importante entender que na China antiga a busca pela saúde, juventude, longevidade e imortalidade constituíam as ciências e os empreendimentos mais importantes de toda aquela cultura. Esse tipo de alquimia física e espiritual está na origem das ciências médicas modernas. Nenhuma cultura jamais foi a tais extremos e aplicou maiores esforços em pesquisas do que a China em relação a essas questões. Os antigos chineses percebiam claramente que a sexualidade não era apenas a causa das doenças, do envelhecimento e da morte, quando mal utilizada – mas também, quando utilizada corretamente, a maior força positiva para se obter uma boa saúde, vitalidade, longevidade e imortalidade.

No início o taoísmo era matriarcal, como toda a cultura chinesa. A filosofia taoísta é predominantemente feminina em seu conteúdo. O *Tao Te Ching* ("Virtude e caminho clássico"), principal texto do taoísmo, afirma que o Tao somente é acessível por meio do poder feminino. O *Manual da Tigresa Branca* faz frequentes referências ao capítulo 6 desse texto – em que diz:

O espírito do Vale não morre,
é chamado a Mulher Misteriosa.
A porta da Mulher Misteriosa
é a origem do Céu e da Terra.
Sempre lançando brotos, ela mantém sua existência.
Em atividade, é inexaurível...

Nesse trecho se vê claramente que o taoísmo considerava o feminino a porta para o Tao. O Espírito do Vale há muito é considerado o útero nos manuais do sexo taoísta e a "porta da Mulher Misteriosa," a vulva. Por um lado, o taoísmo reverenciava e emulava o ideal feminino, ainda que também buscasse sua força para seus próprios fins patriarcais.

As duas últimas linhas têm importância especial, pois em uma interpretação sexual elas revelam que, por meio do estímulo constante, a mulher pode manter sua vida e sua destreza sexual é inesgotável...

Na língua da China antiga, encontramos indícios da superioridade da mulher. Por exemplo, a palavra para "mulher" é *nü* – que serve para descrever uma mulher meio sentada e meio ajoelhada, totalmente vestida, com seios exageradamente grandes; quando o ideograma de *nü* é ampliado para significar "mãe," *mu*, são acrescentados dois pontos, os mamilos, mostrando seios nus. O fato de a mulher estar sentada e ajoelhada não indica apenas submissão e humildade mas também uma poderosa rainha em repouso real. Sem dúvida, os enormes seios eram a expressão visual de seu poder. Mamilos indicados por dois pontos deixavam implícita a ideia de "doadora da vida".

A palavra para "homem" mostra o ideograma para os campos, com o caractere para o trabalho sob ele – significando o trabalhador no campo, ou seja, o provedor do alimento.

Há também mais dois interessantes sinais da superioridade matriarcal na China antiga. O primeiro é que os sobrenomes dos recém-nascidos eram derivados do sobrenome da mãe, não do sobrenome do pai. Em algum momento no período da dinastia Chou este costume foi completamente descartado, provavelmente devido a influências do confucionismo. O segundo indício é a associação que havia na China antiga entre o sangue menstrual e a cor vermelha, que representava a boa sorte, além do poder e da virtude. Muitas culturas associam o sangue menstrual e a cor vermelha ao azar e à ira. No entanto, para os antigos chineses, toda a ideia de virtude, poder e boa sorte estava associada à cor vermelha e à mulher.

Nenhuma cultura compreendeu mais claramente do que a chinesa que a mulher era a encarnação do poder espiritual, e os homens da força física. A ideia de tomar uma esposa é revelada no ideograma chinês que mostra um homem puxando uma mulher pela orelha, expressão que mostra tanto sujeitá-la como convencê-la. Por fim, todos os antigos manuais do sexo escritos na antiguidade da China mostram as mulheres como detentoras da informação sexual, tanto a nível de alquimia como a nível de saúde. Ainda que as versões do presente pareçam acentuar os benefícios das práticas sexuais para os homens, não há dúvida de que eles derivam do tempo em que os costumes sexuais eram predominantemente matriarcais.

Há muitos indícios que permitem afirmar-se que a China era matriarcal na antiguidade, ainda que as referências mencionadas acima sejam muito breves para transmitir todo o seu significado ligado aos ensinamentos da Tigresa Branca. Só posso ressaltar a importância dessa afirmação e ter esperanças de que o leitor não a considere insignificante. A razão para esta menção é que boa parte do que ensinam as Tigresas Brancas e o taoísmo se originou nessas tímidas eras matriarcais, e muito do que a Tigresa Branca faz é a reafirmação e a memorização de suas raízes matriarcais.

A percepção das mulheres mudou durante a dinastia Chou, com a filosofia introduzida por Confúcio. O confucionismo é patriarcal em seu âmago. As mulheres eram consideradas potenciais fornecedoras de filhos homens que dessem continuidade à posteridade do homem. Tudo isto estava ligado com a veneração ancestral confuciana, para a qual eram exigidos homens. Há muito o confucionismo é parte essencial da cultura chinesa, o que acontece até hoje. Em relação ao sexo na China, pode-se dizer que em público, o homem e a mulher basicamente têm um comportamento segundo os ideais confucianos, mas no quarto se inclinam para os ideais taoístas.

Grande parte do que os ocidentais consideram atitudes sexuais dos chineses na verdade não é nada chinês. Quando os manchus tomaram o poder na dinastia Ching, as atitudes sexuais dos chineses se tornaram ainda mais secretas e moralistas, pelo menos em público. Em termos gerais, o problema apareceu quando a família comum tentou emular a família real com todos os seus protocolos, sexuais e sociais, onde os ideais confucianos foram levados ao extremo. É bastante injusto examinar a vida sexual dos chineses com base neste período de sua história. Em sua maior parte, as atitudes e os costumes dos antigos chineses eram muito saudáveis, provavelmente mais do que em qualquer outra cultura.

Com uma história que data de mais de cinco mil anos, a simples magnitude das descobertas dos taoístas ainda é relativamente desconhecida das culturas ocidentais – o que em parte é mostrado neste livro, que pela primeira vez apresenta os métodos de restauração sexual especialmente criados para as mulheres. A maior parte do que vemos nos antigos manuais taoístas do sexo contém a ideia de que os homens deveriam ejacular em uma mulher com o único propósito de obter um filho do sexo masculino. Em todos os seus encontros sexuais, com a esposa ou a concubina, o homem deveria exer-citar a retenção do esperma, a menos que fosse o momento calculado para a concepção de um filho. Assim, ele ao mesmo tempo preservava a saúde e a posteridade. As mulheres deveriam se satisfazer plenamente com cada encontro sexual, mas nem sempre poderiam receber as ejaculações, consideradas muito preciosas para a saúde do homem para serem desperdiçadas em cada encontro.

Os manuais taoístas do sexo contêm exercícios de felação e cunilíngua. A felação era considerada mais ou menos como apenas um prelúdio para a relação sexual. Para o homem, o orgasmo pela felação não tinha nenhuma utilidade – porque a mulher não engravidaria e porque não poderia absorver a essência *yin* dela pelo pênis sem a penetração. Por isso, os homens a evitavam e consideravam mero estimulante preliminar para o ato sexual. A grande maioria das mulheres em toda a história da China adotou esse plano de preservar a saúde e a posteridade de um homem. Basicamente, elas ignoravam os ensina-mentos matriarcais da Mãe Real do Ocidente (Hu Wang Mu). Poucas os conheciam, e foi isto que levou ao surgimento das linhagens da Tigresa Branca.

Ao ler este livro tenha sempre em mente que este material é apenas um resumo de milhares de anos da experiência e do conhecimento asiático e que procurei torná-lo compreensível para uma sociedade moderna muito diferente.

De modo geral, os métodos da Tigresa Branca se originaram de uma combinação dos ensinamentos taoístas da China e dos ensinamentos tântricos da Índia. Qual dessas culturas influenciou mais a outra, em que momentos, e quais foram as influências é algo que teremos de deixar para os historiadores. Entretanto, sabe-se e há registros de que durante a dinastia Chang, muitos monges, artesãos e comerciantes indianos visitavam ou viviam na China, especialmente na cidade de Xi'an. Esta cidade também era conhecida pelo grande número de prostitutas, consortes e cortesãs da alta classe. Não seria preciso muita imaginação para sugerir que nesse período teriam sido introduzidas na China as artes sexuais tântricas, especialmente para as mulheres. As mulheres também conheceram a ideologia taoísta, então no auge. Os taoístas foram os primeiros naturalistas do mundo, investigando e aprendendo a boa convivência com a natureza, esforçando-se para chegar a uma perfeita união com ela. A mescla entre as artes tântricas e as taoístas não era difícil de entender para os chineses, pois são muito semelhantes em muitos aspectos.

A filosofia e métodos taoístas no geral tinham duas metas interdependentes: restaurar as energias da juventude e usar essas energias para atingir a imortalidade. Os ensinamentos tântricos surgiram na filosofia hinduísta da Índia, que explorava profundamente o significado psicológico e a importância da sexualidade humana de modo a atingir a perfeita união das forças masculinas e femininas em cada ser humano. Dessas fontes tântricas e taoístas, as ideias e métodos do sexo transformador espiritual foram desenvolvidos e levados a seu apogeu nas sociedades secretas da Tigresa Branca.

Os fundadores

Se é preciso atribuir a um fundador literário os métodos da Tigresa Branca na China, teríamos de começar por levar em conta o Imperador Amarelo (cerca de 2500 a.C.). Acredita-se que seja ele o autor de quatro obras que tratam das questões da sexualidade, medicina, longevidade e imortalidade. O *clássico da medicina interna do Imperador Amarelo* (*Huang Ti Nei Ching*) ainda é a leitura exigida para os que estudam a medicina em toda a Ásia. O imperador tinha três concubinas imortais que lhe ensinaram tudo o que precisava saber em matéria de sexo para restaurar a juventude e atingir a imortalidade. Essas mulheres eram conhecidas como a Garota Misteriosa, a Garota Multicolorida e a Garota Comum. As três afirmavam terem sido discípulas da lendária Hsi Wang Mu (a "Mãe Real do Ocidente"), a matriarca dos ensinamentos taoístas que, depois de reunir a energia e a essência sexual de mil homens, atingira a perfeição como imortal. Na mitologia chinesa, Hsi Wang Mu é considerada a guardiã celestial do Pêssego da Imortalidade, junto com suas duas criadas.

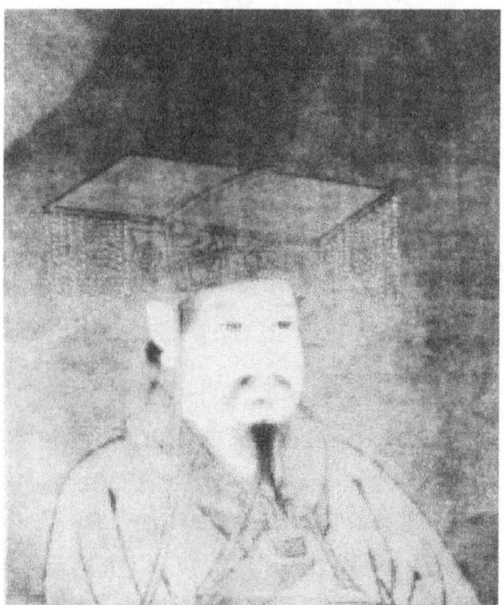

Huang Ti

Na mitologia taoísta, a Moradia da Mãe Real Ocidental é um sinônimo do conceito de Shangri-lá, ou Shambala, lugares de absoluta harmonia, paz e imortalidade.

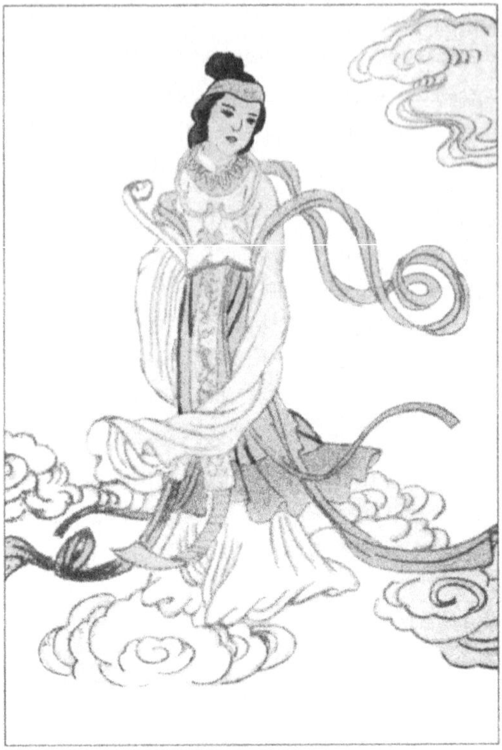

Hsi Wang Mu

Não há nenhuma fonte que se possa citar sobre a origem dos métodos da Tigresa Branca. Certamente resulta de um processo acumulativo. O mais certo é que parte desses ensinamentos tenham sido tirados das obras atribuídas ao Imperador Amarelo e suas três concubinas, e das lendas da Mãe Real do Ocidente.

Acredita-se que o próprio Imperador Amarelo tenha atingido a imortalidade depois de haver obtido a energia sexual feminina de mil e duzentas jovens, retendo seu esperma no ponto do orgasmo em cada relação, de modo a poder levar a energia de volta ao cérebro, uma técnica que lhe fora ensinada por suas três concubinas imortais. Assim, na antiga mitologia chinesa temos dois exemplos de como um homem e uma mulher poderiam obter o status de imortal por meio da atividade sexual com um grande número de parceiros. A mulher absorvia as essências dos homens e o homem retinha as essências da mulher. A mulher o conseguia por meio do sexo oral e o homem por meio da relação sexual.

O conhecido taoísta Ko Hung escreveu, no *Pao P'u Tzu*:

> A Garota Misteriosa e a Garota Comum comparavam a atividade sexual com a mistura do fogo [*yang*/masculino] e da água [*yin*/feminino], afirmando que a água e o fogo podem matar as pessoas, mas também podem regenerar a vida, e isso dependerá de saberem ou não os métodos corretos da atividade sexual de acordo com sua natureza. Essas artes se baseiam na teoria de que com quanto mais mulheres o homem copular, maior benefício ele terá. Homens que ignoram essa arte, copulando com somente uma ou duas mulheres em sua vida, apenas conseguirão causar a própria morte prematura.

O mesmo conselho é dado às mulheres no *Manual da Tigresa Branca*, que afirma:

> *A mulher pode restaurar completamente sua juventude e atingir a imortalidade se evitar permitir que apenas um ou dois homens em sua vida roubem e destruam sua essência, o que só servirá para fazê-la envelhecer depressa e trazer a morte prematura. Contudo, se conseguir obter a essência sexual de mil homens por meio da absorção, ela obterá os grandes benefícios da juventude e da imortalidade.*

Em 1621 foi escrito na China o livro intitulado *Os anais do avanço e da iluminação do Yang*. É a história de um espírito de raposa fêmea que vivia em uma gruta na montanha. Durante anos ela praticou as disciplinas taoístas para obter o Elixir da Imortalidade sem contudo conseguir obtê-lo pois lhe faltava um ingrediente essencial: a essência sexual masculina pura, da qual precisava para completar seu *yin* e assim tornar-se imortal. Mais tarde, entretanto, ela conseguiu obter o elixir, transformando-se numa linda mulher, seduzindo e roubando a essência de um homem que havia se realizado em seus exercícios sexuais taoístas. Usando a magia (hipnose), ela conseguiu extrair e absorver quase toda a energia sexual dele, tornando-se uma imortal. O adepto taoísta então foi para o céu e se queixou ao Imperador de Jade (que é Deus, para os chineses), o que de nada adiantou, pois ela agora era imortal e o Imperador de Jade já não podia mais influenciá-la.

Como a maioria das histórias chinesas, esta contém muitas metáforas e mescla locais entre o céu e a terra. No entanto, a ideia mais importante aqui é a evidente indicação de que a mulher não pode obter a imortalidade sem adquirir a essência masculina: a energia sexual do homem. Da mesma forma, a história deixa muito claro que o homem deve se disciplinar nos exercícios *yin* para reabastecer seu *yang*. A história mostra que o autor conhecia os ensinamentos das Tigresas.

Menciono essa história também para ilustrar como os ensinamentos da Tigresa Branca foram mais ou menos insinuados por toda a literatura chinesa, sem jamais terem sido expostos plenamente por serem ensinamentos sobre práticas sexuais masculinas.

Em geral, a base do taoísmo também tem suas raízes nos ensinamentos do Imperador Amarelo e, da mesma forma, surgiram e se desenvolveram com o tempo. Os ensinamentos taoístas têm diversas avenidas para sua prática, pois seus princípios podem ser igualmente aplicados à meditação, alquimia espiritual, artes marciais, ciências das ervas e práticas sexuais.

Em sua maioria, todas essas interpretações e expressões dos costumes taoístas vicejaram abertamente até a presente data. Não obstante, esse tipo de atividades sexuais teve de assumir uma posição secundária porque os pensadores confucianos moralistas do início da dinastia Sung tornaram tabu as práticas e as interpretações sexuais. Elas não cabiam na sua obediente sociedade em que as mulheres eram submissas e inferiores aos homens. A função apropriada para a mulher era ser uma esposa dedicada e dar ao marido filhos do sexo masculino para a posteridade. Antes da era de Mao, os homens podiam ter tantas esposas quantas pudessem sustentar, e as mulheres não passavam de propriedade descartável sob o governo controlado pelos confucianos.

No entanto, muitas mulheres e concubinas, consortes e cortesãs taoístas rejeitavam as ideias moralistas e continuavam a exercer em segredo os métodos da Tigresa Branca.

Assim, no taoísmo surgiu esta singular tradição: as mulheres aprenderam os métodos da Mãe Real do Ocidente e suas seguidoras e misturaram essas artes sexuais de longa linhagem com seu aprendizado taoísta. Elas viajavam pelas montanhas e vales dos eremitérios e retiros taoístas em busca de homens que dividissem suas energias e fluidos sexuais, para se dedicar ao processo de obter a juventude e a imortalidade.

Em termos gerais, a mulher taoísta buscava o sêmen (a essência) e a energia sexual dos homens taoístas que se haviam dedicado a refinar e reter seus fluidos e sua energia sexual. Esses homens eram considerados os melhores, pois sua essência e sua energia eram mais puras e mais eficazes do que as de homens comuns. Assim, a obtenção da energia sexual de fiéis taoístas reduziria o tempo que a mulher precisava para realizar suas metas. Conseguir que esses homens entregassem sua energia e seu esperma refinado mostrou-se tarefa difícil – e por isso elas tiveram que criar muitos recursos sedutores para atrair esses homens espirituais.

As práticas da Tigresa Branca encontraram certo grau de aceitação entre o povo por causa das histórias associadas à deusa budista da compaixão, Kuan Shih Yin, que aparecia como prostituta em um de seus corpos transformados para iluminar e levar a salvação a determinadas pessoas. Como o taoísmo, o budismo celebrava a igualdade de homens e mulheres, para fúria dos confucianos.

No final do século XVIII, uma mulher que respondia pelo nome Yen Chou foi considerada uma santa pelas tradições budista e taoísta, e foi muito reverenciada ao mesmo tempo como imortal e como uma encarnação da compaixão. Sabe-se que ela oferecia o sexo a qualquer homem que a desejasse. Seu biógrafo, Chun Fang Yu, afirmou que ela conhecia os segredos sexuais da Mãe Real do Ocidente e poderia trazer a salvação espiritual para qualquer homem com quem realizasse o ato sexual. Sua destreza sexual era tão maravilhosa, que os homens entravam em estado de transe depois de estarem com ela e, dias depois, quando fechavam os olhos, sentiam-se no céu ou em algum reino paradisíaco de imortais. Dizia-se que, depois que um homem tivesse relações sexuais com ela, todas as suas indisposições e quaisquer doenças desapareciam completamente. Essas artes e efeitos, segundo Chun, também eram atribuídos à Mãe Real do Ocidente.

Há incontáveis histórias de proezas sexuais de muitas cortesãs por toda a história da China, assim como em todas as outras culturas asiáticas, especialmente o

Japão. Essas histórias se tornam singulares porque, a certa altura, todas apontam para algum tipo de conhecimento transmitido a respeito das questões sexuais que em muito superam os aspectos reprodutivos do sexo. Embora Madame Lin pudesse traçar sua linhagem a pouco mais de duzentos anos, muitas histórias escritas na antiguidade revelam temas semelhantes aos das Tigresas Brancas. Essas histórias dos costumes sexuais das concubinas, consortes e cortesãs taoístas dão um forte crédito à linhagem secreta hoje chamada da Tigresa Branca – não importa como se chamasse ela antes da formação da linhagem de Chin Hua em 1748.

A absorção do Fôlego do Dragão

Quando o Dragão brinca perto de sua boca,
a Tigresa agarra o jade caído.
O lótus vermelho atrai o Dragão para a boca da Tigresa.
Depois que o Dragão é capturado, a Tigresa absorve o seu qi.
Quando o qi do Dragão é absorvido, o embrião espiritual dela se solidifica.
É este o significado do yin preenchido com o yang.
Quando o Dragão Verde se mescla com a Tigresa Branca,
a imortalidade é atingida.

– Manual da Tigresa Branca

A necessidade do sexo oral

A principal atividade sexual da Tigresa é o sexo oral; o motivo poderá parecer estranho, levando-se em conta que todos os outros manuais sexuais taoístas defendem quase com exclusividade a relação sexual. No entanto, há muitos benefícios do uso do sexo oral para a mulher, e o mais importante desses benefícios tem a ver com sua técnica de Absorção do Fôlego do Dragão, o ponto crucial de seus primeiros três anos do período de treinamento e limiar dos ensinamentos da iniciada. Os detalhes desse exercício e outras técnicas sexuais estão esboçados na terceira parte deste livro, mas o raciocínio por trás do uso do sexo oral e sua função na absorção serão abordados agora.

O sexo oral simula muitas das fixações orais que tínhamos na adolescência. É o mais poderoso estimulante da memória e da inteligência do corpo na recriação de muitas das nossas energias e condições juvenis. Nada tem tanta influência na saúde e também na psique como o uso da boca – em todas as suas formas.

Na psicanálise ocidental, o oralismo é considerado o primeiro estágio do desenvolvimento libidinal, momento em que o desejo sexual é indiferenciado em relação ao desejo pelo alimento. Além do leite da mãe, a saliva é o primeiro alimento ingerido pelo bebê. É inegável que os fluidos do corpo são a primeira fonte de alimentação para a sobrevivência humana: o leite materno e a saliva.

Bebês e crianças pequenas passam um bom tempo lambendo coisas. Antes de mais nada, quase todo o objeto agarrado tem de ser lambido. O primeiro órgão sensorial a se desenvolver no bebê é a língua, e no início da vida tudo é julgado através das sensações da língua. O uso da língua também produz a saliva e para o bebê tem um grande significado. A língua não é apenas nosso primeiro receptor dos sentidos, mas também o último órgão a deteriorar após a morte.

Quando a mulher leva o pênis do homem a sua boca, em certo aspecto, este ato é um símbolo de seu controle e poder sobre ele. Diferente da relação sexual, em que o homem mantém o controle e o poder sobre a mulher e expressa sua agressividade e suas sensações de dominação, com o sexo oral a mulher encontra seu poder na submissão, e aí o homem perde suas tendências de agressividade e dominação. Os homens talvez ainda não tenham compreendido perfeitamente a ideia de que é na submissão da mulher que está a força maior dela e da natureza.

Talvez inicialmente pareça estranho que o sexo oral seja um portal para a mulher realizar sua espiritualidade e ao mesmo tempo a própria força que retarda o processo de envelhecimento. Quando examinamos de perto, vemos claramente como esses atos e esses comportamentos afetam profundamente toda a natureza biológica e espiritual da mulher.

Ao falarmos de sexo oral, imediatamente somos remetidos a dois fluidos do corpo: a saliva e o sêmen. A saliva é um fluido do organismo, e saliva está cheia de nutrientes que beneficiam o corpo de muitas maneiras.

Nas mulheres, ela ajuda a digestão, produz a perda de peso, serve para tratar a pele, restaurar os dentes e as gengivas, além de limpar o esôfago – para falar de apenas alguns dos benefícios.

O sêmen, da mesma forma, é um fluido corporal constituído de proteínas. O sêmen quente afeta simultaneamente o pigmento, chamado melanina, que está sob a pele, mantendo saudáveis a pele e os cabelos. Com o sexo oral, mais sangue é levado ao rosto, o que abre os poros e cria uma condição em que o sêmen pode penetrar para afetar de maneira benéfica os pigmentos da melanina.

Bioquímicos do Ocidente descobriram que o sêmen fresco contém altas quantidades de vitamina C, fósforo, cálcio e ferro, e ainda tem propriedades antibióticas – tudo isso numa também alta concentração de proteínas. Os antigos certamente desconheciam a composição química desses micronutrientes essenciais, mas sabiam que o sêmen era indiscutivelmente o melhor rejuvenescedor da pele. Depois de espalhado sobre o rosto, especialmente o nariz, testa e áreas oleosas, o sêmen fresco e morno seca e fecha os poros. Esse efeito secante é como uma reação adstringente que aperta e encolhe as rugas, alimenta as células da pele e a deixa leve, limpa e macia.

Uma Tigresa considera o sexo oral e a aplicação do esperma no seu corpo como um meio de restauração física e espiritual. Em sua experiência de absorver a energia sexual do homem e trazer o calor do sêmen ao seu rosto, ela se renova, estabelecendo no ventre de seu espírito um embrião virginal do espírito de sua imortalidade. Em outra linguagem, ela desencadeia todas as inteligências hormonais e sensoriais do corpo e da mente para rejuvenescer e restaurar sua condição, até aquela que tinha antes do aparecimento do ciclo menstrual e/ou antes de perder sua virgindade.

Em *The Sacred Mushroom* ["O cogumelo sagrado"], livro do teólogo John Allegro, o autor faz uma revelação muito interessante sobre a palavra grega Cristo, afirmando que seria derivada de um significado anterior da Suméria, "lambuzado de sêmen", passando a significar "ser batizado" ou "inaugurar". Com o advento de João Batista, o ritual do batismo trocou o sêmen pela água, que assumiu a qualidade de purificador espiritual. Nas antigas escolas gregas, os neófitos eram untados com um unguento misturado a sêmen para acelerar e preservar seu desenvolvimento espiritual. Assim, não é apenas na Índia e na China que encontramos vestígios do sêmen considerado um restaurador físico e espiritual.

Também é interessante observar o ritual católico romano da comunhão, em que o indivíduo primeiro se ajoelha diante do padre para mostrar submissão à vontade de Deus. Depois a língua é estendida para receber uma hóstia simbólica (o pão da vida), que é engolida, representando a ingestão do corpo de Cristo. O vinho é tomado, simbolizando o sangue de Cristo, e a água benta é passada na cabeça, simbolizando a purificação no espírito de Cristo. Rituais de comunhão semelhantes são encontrados por todo o período anterior e no início da era judaico-cristã, e neles o pão, o vinho e a água, hoje simbólicos, eram a saliva, o sangue e o sêmen: as três substâncias que dão a vida.

Nas meditações taoístas, a língua sempre deve ser posta contra o palato superior para estimular a produção e o fluxo da saliva durante os demorados períodos em que a pessoa está sentada imóvel. Isto evita a ressecação da garganta e elimina a tosse incômoda e a congestão dos pulmões. Os taoístas também exercitavam uma técnica chamada ingestão da saliva, pois sabiam que servia para tratar das dores da fome durante as longas horas da meditação e do jejum; o mais importante é que a saliva, como o sêmen, era considerada um elixir excelente para a saúde.

Segundo o departamento de ciência biológica do King's College, de Londres, a saliva (uma secreção exócrina) extrai do organismo, por meio das glândulas salivares, altas concentrações de proteínas, cálcio, potássio, cloro e sódio – as bases da nutrição e do desenvolvimento do ser humano. O verdadeiro fluido salivar vem do metabolismo das proteínas chamado uréia, não da água. O interessante com relação às glândulas salivares é que, literalmente, através de um processo de osmose, elas extraem do organismo os nutrientes mencionados acima e os redistribuem por todo o corpo.

No taoísmo, a saliva é chamada "água divina" e "suco de jade," pois suas propriedades de cura e nutrição são consideradas excepcionais. Há muito os taoístas consideram a saliva um ingrediente essencial para a saúde excelente e para a composição do Elixir da Imortalidade. Quando estimulada e ingerida, ela entra na corrente sanguínea pelo estômago, limpando e regenerando o organismo.

A saliva então se tornará branca, espessa e pura, adquirindo a aparência do sêmen – e assim, por meio de sua ingestão, o adepto criará uma gravidez espiritual. O homem taoísta, ao mesmo tempo, também praticará a retenção do sêmen, antes da ejaculação para ajudar a restaurar seu vigor e juventude. Assim, para ele, o sêmen e a saliva eram substâncias que precisavam ser internamente retidas para promover a busca da longevidade e da imortalidade.

Da mesma forma, a Tigresa refina sua saliva e procura produzir enormes quantidades para ingerir e aplicá-la à pele. Ela também procura o sêmen em grande quantidade para regenerar a pele e, como será abordado mais adiante, para ajudá-la na Absorção da Energia Sexual Masculina (a Absorção do Fôlego do Dragão).

O sexo oral é o mais submisso de todos os atos sexuais, criando maior energia sexual e orgasmos mais intensos para os dois parceiros, o que mais uma vez ajuda a capacidade da Tigresa de absorver a energia sexual masculina. A aplicação do sêmen ao rosto é um exercício físico e a absorção se transforma num exercício transformador. A expressão "Absorção da Energia Sexual do homem" ou, em chinês, *Tsin Ching*, significa "imbuído de essência sexual".

O método da Absorção do Fôlego do Dragão é o correspondente feminino da técnica masculina da Reversão do Ching ao Cérebro. Esses dois exercícios servem para restaurar a energia sexual e equipará-la ao estado e condição que tinha na puberdade para estimular os Três Tesouros do *ching*, *qi* e *shen* – e para iluminar o cérebro. A absorção segue o mesmo processo do método do homem, dirigindo a energia sexual para os rins, depois subindo pela espinha dorsal e para dentro do cérebro. As energias do *ching* e do *qi* movimentam-se então pela espinha e entram na cabeça, onde estimulam a cavidade dos Cem Retornos (*Pai Hui* – que é a área no alto da cabeça, em que ficava a moleira que tínhamos quando bebês). Quando isto acontece, o Espírito da Vitalidade (*shen*) é desencadeado e pode ser visto internamente – uma experiência chamada Iluminação da Mente ou os Cem Retornos. (Veja a técnica da Absorção do Fôlego do Dragão na parte três deste livro para saber mais.)

O sexo oral também exercita todos os músculos do rosto, a maioria dos quais jamais é exercitada. Os músculos usados para sugar são especialmente benéficos para afinar os tecidos gordurosos do rosto e eliminar ou prevenir as rugas e as manchas do envelhecimento. As Tigresas também utilizam uma série de massagens especiais para rejuvenescer o rosto e conservar uma aparência juvenil.

O sexo oral atrai mais sangue para as maçãs do rosto, para os lábios e as gengivas, deixando os lábios mais cheios e restaurando sua cor natural. As gengivas são reforçadas e limpas tanto por meio da ação de sugar quanto pela maior quantidade de saliva.

A inspiração pelo nariz também é reforçada pelo sexo oral, e a respiração se torna mais profunda como quando eramos crianças. Resumindo:

inspirar o ar pelo nariz e levá-lo até o abdômen faz os músculos do diafragma empurrarem o ar para os pulmões – este é o tipo de respiração mais natural e mais benéfico. Inalar pela boca e direto aos pulmões pode causar doenças, fôlego mais curto e perda do equilíbrio.

O sexo oral também estimula a associação com muitas experiências da infância, causando boas reações da memória e a inteligência do organismo. Sugar um pênis é muito parecido com sugar o seio da mãe ou a chupeta, chupar o polegar, os dedos ou a mamadeira. Quando bebês, nós choramos quando não conseguimos satisfazer as nossas necessidades orais sugando alguma coisa, seja para obter o alimento ou pela segurança de sentir algo em nossa boca.

Quando entramos na adolescência, as nossas fixações orais mudam de enfoque. Começamos a beijar, mascar objetos como o chiclete e balas, e a colocar na boca objetos como lápis etc. As garotas começam a usar batom para acentuar sua feminilidade e atrair a atenção para seus lábios. Os meninos começam a cuspir a saliva para expressar e acentuar sua masculinidade.

Depois, jovens adultos, satisfazemos essa necessidade primordial e esta fixação oral com todo tipo de objetos e hábitos orais: enfiando cigarros, cachimbos ou palitos na boca; roendo as unhas; passando a língua pelos lábios... e assim por diante. Os atos de beijar, morder, lamber e comunicar são gerados pela boca e os lábios.

Nossa existência depende da boca mais do que de qualquer outra parte do corpo. Nós nos alimentamos através da boca e com ela nos comunicamos. Expressamos emoções táteis e amamos com a boca. É inegavelmente o mais usado de todos os órgãos; só o cérebro é mais importante do que a boca. Além do mais, qualquer coisa processada pelo cérebro quase sempre é expressa pela boca.

Surpreendentemente, a língua é um dos músculos mais fortes do corpo humano. A Tigresa reforça sua língua não apenas por meio da felação repetida, ela também a exercita para esticar o frênulo (membrana que prende a língua ao fundo da boca) de modo a permitir que língua se volte para trás, conseguindo penetrar na área nasal-faríngea. Isto não serve apenas como exercício auto-sexual, mas também permite que ela use sua língua para guiar o pênis do homem para sua garganta e ao mesmo tempo estimular a parte debaixo dele (veja "o Dragão Vermelho Retorna ao Vazio" na terceira parte deste livro).

A língua e a boca são uma espécie de grande amplificar da experiência tátil oral, assim como a pele e as impressões digitais são experiências não-orais. Ambas são nossos receptores mais sensíveis da informação tátil.

Os lábios são como a entrada da vagina, e a boca e a garganta são como o interior da vagina. A ponta da língua representa e age como o clitóris ou as terminações nervosas sob a cabeça do pênis. A saliva é como as secreções sexuais produzidas na vagina e, quando expelida, é como o sêmen do homem. Quando sentimos medo, a boca seca; quando sentimos excitação, ela produz a saliva. Da mesma forma, a vagina tem suas secreções sexuais ressecadas quando a mulher sente medo e se inunda com as secreções quando ela está excitada. O pênis e o sêmen funcionam da mesma maneira.

Na medicina chinesa, a língua é considerada a pequena espinha dorsal do organismo pois sua estrutura e aparência a simulam bem. Na língua estão milhares de nervos sensoriais que são ligados a todas as partes do nosso corpo. Quando a língua sente, todo o corpo sente. Por meio do estímulo dos nervos sensoriais na língua, especialmente com beijos profundos apaixonados e o lamber, todos os centros erógenos do corpo inteiro são estimulados, o que provoca um fluxo maior de sangue e hormônios pelo organismo, especialmente nos seios e no rosto. Isto é importante, porque se o estímulo atinge um nível muito elevado de intensidade, fará o complexo pituitário-pineal-hipotalâmico espalhar não apenas os hormônios estrógeno e progesterona, mas também um hormônio raro da classe das gonadotropinas. Embora a fisiologia ocidental ainda não tenha localizado exatamente o que é este hormônio, seus efeitos na consciência do ser humano são evidentes porque o estímulo sexual intenso faz o complexo pituitário-pineal--hipotalâmico avolumar-se em atividade. Tudo isto soa muito semelhante ao que a mitologia hindu chama de *Amrita*, o néctar ou elixir da vida. Há milhares de anos, os ensinamentos tântricos reconheceram que, simbolicamente, uma gota desse néctar, por meio de uma excitação sexual intensa e demorada, é essencial para o rejuvenescimento. Vemos a mesma ideia na alegoria budista do Kuan Shih Yin Bodhisattva que unta a cabeça de um devoto com uma "gota de orvalho" (ambrosia), assim rejuvenescendo espiritualmente a pessoa. Essa ideia também é vista no taoísmo, "depositar uma gota de *shen yang*" depois de ter feito o *qi* circular nove vezes pelos meridianos do *jenmo* e do *tumo* (o lado da frente e o lado de trás do tronco do corpo), em que uma gota enrijecida e purificada desse *qi* penetra e se liga ao *tan-tien*. Esta é uma representação espiritual da célula do esperma ligando-se ao óvulo, formando assim o feto espiritual.

A glândula pituitária é a responsável pelo envelhecimento quando não estimulada, ou pela estabilização da juventude, se estimulada.

A aplicação do estímulo muito intenso para realizar a absorção foi descoberto pelas mulheres taoístas há muito tempo. Quanto mais a mulher usa sua língua quando envolvida no sexo, maior o estímulo. Sabendo disto, a Tigresa basicamente usa o clitóris e a língua para produzir estados de excitação intensamente maiores para obter a redução menstrual e a Absorção da Energia Sexual do Homem.

O sexo oral estimula o córtex sensorial do cérebro ou, como diriam os taoístas, a cavidade dos Cem Retornos (a fontanela). Tendo em mente que a língua é nosso órgão mais sensível, ela estimula a área sensorial do córtex do cérebro de modo mais completo do que qualquer outro órgão de sentido. O córtex sensorial se torna então muito aguçado, trazendo maior clareza ao cérebro e a todo o sistema nervoso sensorial. Isto abre caminho para uma quantidade maior de hormônios e para o *qi* se espalharem por todo o organismo. Quando isto acontece, o sistema imunológico é reforçado, as energias do embrião são estimuladas e as células do organismo se regeneram a um ritmo acelerado. Esta é uma das razões pelas quais os antigos diziam que o sexo oral recria as afinidades com a criança.

Para os taoístas, esse ponto da moleira, a cavidade Pai Hui, é onde o espírito de uma vida nova penetra no corpo; quando esse ponto endurece, o espírito não poderá sair até a morte do organismo. É também esta cavidade que se ilumina durante a absorção. A iluminação é a primeira etapa para se atingir a imortalidade porque seus efeitos criam a ultraclaridade da mente (*shen*, o espírito), a restauração da energia sexual (*ching*, o corpo) e a plena restauração do fôlego (*qi*, a energia vital). Quanto mais a Tigresa sente esta iluminação durante a absorção, maior é seu progresso para se tornar uma imortal e maior seu progresso para retardar o envelhecimento.

Em meados dos anos 70, o dr. John Mumford, um respeitado pesquisador do ioga tântrico em Sidnei, na Austrália, fez um experimento de três dias para verificar a capacidade que o desejo sexual teria de combater as doenças. O experimento consistia em instalar um homem em um apartamento, injetar nele um vírus de gripe e depois ligá-lo a um monitor que detectaria alterações em seu fluxo sanguíneo, em seus batimentos cardíacos, temperatura do corpo, nível das mucosas e assim por diante. Apenas disseram aos voluntários desse estudo que eles receberiam uma injeção com o vírus da gripe e que seriam monitorados para ver quanto tempo levaria para o vírus deixar de exercer sua influência no organismo.

Do outro lado da rua, bem na frente do apartamento do teste, em outro edifício, estava o apartamento de uma garota linda que estava ali para o experimento. Periodicamente, ela se despiria e passaria pelas janelas abertas para que o voluntário do teste pudesse ver perfeitamente seus movimentos. Quando a garota estava nua e dentro do campo de visão dele, os monitores mostravam que o vírus não tinha nenhum efeito sobre seu organismo. Pouco depois que ela desaparecia da janela, os efeitos do vírus reapareciam.

Na última fase do experimento, a garota chegava "em casa" bem tarde com seu namorado. Eles se sentavam no sofá com as luzes acesas, proporcionando uma excelente visão, se beijavam e se acariciavam por algum tempo. Depois a garota se levantava, tirava o vestido, se ajoelhava na frente do namorado e praticava a felação, à plena vista do voluntário do teste. O resultado é que o vírus não tinha nenhuma ação sobre ele.

Foram realizados diversos estudos em várias universidades sobre a atividade do cérebro de pessoas que viam filmes eróticos: uns onde havia cenas de penetração e outros onde havia cenas de sexo oral. Os filmes de sexo oral sempre criavam um aumento bem maior na atividade do cérebro do que os de imagens da relação sexual.

Há alguns anos, a Escola de Medicina da Universidade Hebraica realizou uma série de estudos sobre o sêmen. Descobriu-se que o sêmen tinha uma grande capacidade de regenerar as células do tecido da pele, clareava suas imperfeições, eliminava as rugas e a acne, e prevenia o aparecimento das manchas do envelhecimento – mas apenas nas mulheres. A conclusão é que as mulheres estão geneticamente equipadas para aceitar o sêmen em seus corpos, externa e internamente. Os resultados também mostravam que a pele do rosto e das áreas do pescoço e dos seios reagiam melhor ao sêmen quando passado sobre essas áreas do que em quaisquer outras áreas da pele.

Um antigo método hinduísta também refere que as mulheres aplicavam grandes quantidades de sêmen na pele do rosto para rejuvenescê-la, no cabelo para restaurar o brilho e a suavidade, e nos seios para firmá-los e aumentá-los. Essas tradições diziam que isto deixava a pele, o cabelo e os seios da mulher comparáveis aos de uma garota muito jovem.

Desde que fui introduzido nos ensinamentos da Tigresa Branca, fiquei impressionado com a semelhança entre os seus métodos, criados ao longo de um imenso período na China, e as atividades e imagens da pornografia do presente. Embora objetivos e metas sejam muito diferentes, os atos têm surpreendente semelhança – e o mais interessante é que os métodos da Tigresa Branca foram inventados por mulheres, não por homens, ao passo que a pornografia contemporânea tem sido quase exclusivamente criação de homens.

A Tigresa usa a submissão, o exibicionismo, o voyeurismo e o sexo oral para excitar e ao mesmo tempo dar prazer, mas também para recriar e restaurar a sua juventude e para retornar ao período mais juvenil de sua sexualidade. A pornografia moderna quer apenas excitar e promover o prazer. Tigresas e estrelas pornográficas procuram criar encontros sexuais intensos; mas é só aí que elas têm grande semelhança.

Tenho a impressão de que esses antigos ensinamentos da Tigresa são uma verdade profundamente entranhada em todos os seres humanos e a pornografia não é mais do que uma visão toldada, embora seja uma tentativa de religar-se com esta verdade. De alguma forma, a consciência humana sempre encontra uma maneira de expressar a sua própria verdade. Assim, dependendo da pessoa, este livro pode ser considerado ou pornográfico ou algo de uma verdade sexual interior.

As metas da Tigresa Branca

A energia sexual é a razão pela qual o ser humano nasce, a falta da energia sexual é a razão pela qual o ser humano morre.
Nesta energia sexual está o segredo da plena saúde e também o da imortalidade.
Nos homens, o segredo está na retenção e na conservação da energia sexual.

Nas mulheres, o segredo está em seu desenvolvimento e na atividade.
O próprio Lao Tzu afirma: "A mulher misteriosa é inexaurível." A maneira como o Imperador Amarelo atingiu a imortalidade e a maneira como a Mãe Real do Ocidente atingiu a imortalidade não podem ser comparadas. Cada um tem seu próprio caminho, cada um busca a essência do outro para se completar.
O homem retém, a mulher absorve.
O Céu cria, a Terra é receptiva.
O homem é ativo e busca a imobilidade. A mulher é imóvel e busca a atividade – cada um deve adquirir a essência do outro para se completar.
O yin absorve o yang, o yang absorve o yin – este segredo é tão simples que passa desapercebido e não é detectado.
Como toda a natureza, deve se fundir e misturar com seu oposto para conseguir se desenvolver e desenvolver seu potencial; assim como a árvore não pode existir sem o sol e a água, os seres humanos não podem existir sem a energia sexual. A imortalidade só pode ser atingida por meio do uso disciplinado da energia sexual.

– Manual da Tigresa Branca

Tudo o que a Tigresa aprende e todo o seu treinamento têm um objetivo com três desdobramentos: restaurar sua juventude física, preservar sua energia mental adolescente e progredir para se tornar uma imortal.

Esses três objetivos basicamente se realizam através dos esforços da Tigresa Branca para estimular o estrógeno, o que por sua vez retarda a menopausa. É indiscutível que a menopausa é o marco do envelhecimento em uma mulher e, para ela, o declínio do interesse sexual. Quem pratica a ciência da medicina moderna já está hoje na expectativa de iniciar experimentos para extrair o gene que desencadeia a menopausa nas mulheres. Acredita-se que isto dará às mulheres maior longevidade, saúde melhor e eliminará os efeitos adversos da menopausa. Ainda não sabemos se a ciência conseguirá retirar este gene, mas os antigos chineses sabiam que se a mulher se mantém sexualmente excitada, produzindo estrógeno, o envelhecimento será retardado. Todos os exercícios da Tigresa têm como objetivo essencial o retardamento ou a eliminação da fase da menopausa.

Uma Tigresa morre jovem – não com uma idade jovem, mas juvenil em sua velhice. No Ocidente, não questionamos a juventude e menosprezamos a nossa velhice. A Tigresa tem sorte, aprende a acalentar sua juventude e a preservá-la por toda a sua vida. Quando em idade avançada, ela ainda mantém uma aparência jovem, atraente e, acima de tudo, com a sabedoria que os anos trazem. Para ela, é triste e frustrante saber que é permitido e até incentivado que as garotas e os garotos vivam uma vida em que só os aguarda a experiência do envelhecimento. O taoísta Ko Hung há muito tempo afirmou no *Pao P'u Tzu*: "Não há nenhuma razão para o ser humano sofrer doenças, envelhecimento e morte. Estas são apenas as retribuições pelo conformismo à sociedade e à nossa própria ignorância dos poderes que temos para eliminá-los. Quanto mais cedo na vida esses poderes forem desenvolvidos, mais pronunciada será a preservação."

Além dos benefícios obtidos com a prática sexual, a Tigresa também aprende e pratica diversos exercícios complementares para garantir sua restauração física. A mulher poderia decidir praticar apenas estes exercícios, sem a prática sexual, mas a preservação duradoura da juventude e a imortalidade seriam bem mais difíceis de atingir.

A primeira meta imediata da Tigresa é reforçar seu sistema imu-nológico, não somente na esperança de prevenir as doenças sexualmente transmitidas, mas para garantir uma excelente saúde de todos os órgãos, tecidos, ossos e funções do organismo. O sistema imunológico é um incrível dispositivo de cura e tratamento – mas somente quando permitimos. A seguir, seis aspectos do treinamento de restauração que uma Tigresa inicialmente empreende para assegurar o pleno funcionamento de seu sistema imunológico:

1. Práticas especializadas de massagem, entre as quais técnicas de automassagem que aprimoram sua restauração e também essas técnicas aplicadas a outros;

2. Técnicas de *kung fu*, que são eficazes em questões de autodefesa e também ajudam a estimular seu *qi* e sua consciência mental, reduzindo o fluxo menstrual e desenvolvendo capacidades intuitivas.

3. Regime especial para perda de peso, nutrição do sangue e purificação do organismo.

4. Fórmulas de ervas para reduzir o fluxo menstrual, reforçar o sistema imunológico, nutrir os cabelos e aumentar a energia.

5. Exercícios especiais de ioga chamados Métodos de Restauração, Exercícios de Tratamento da Tigresa, Exercícios para Afinar a Cintura e Exercícios com as Costas – que reforçam a espinha dorsal e o sistema nervoso central, aumentam a flexibilidade de todos os músculos e ossos, desenvolvem os seios, reforçam a vista e diminuem o fluxo do sangue menstrual.
6. Técnicas especializadas de estímulo sexual, onde diversas técnicas e comportamentos asseguram experiências sexuais completas e intensas para si e para o seu parceiro.

É fato sabido que as atletas têm efeitos menstruais reduzidos, física e mentalmente. Da mesma forma, em parte, é também a atividade física da Tigresa em seus encontros sexuais, em sua prática do *kung fu* e fazendo massagens que a ajudam a diminuir seu fluxo menstrual.

Para algumas Tigresas, a primeira preocupação é a perda de peso; os métodos enumerados acima são muito eficazes para isto. Contudo, somente as práticas sexuais da Tigresa podem ser bem mais eficazes. Estudos recentes mostraram que, em média, uma pessoa perde aproximadamente duzentos gramas de gordura do corpo em cada encontro sexual. Isto acontece devido ao estímulo das glândulas salivares e olfativas, que ajudam a digestão, eliminam a sobrecarga da água e as dores da fome, reduzindo a gordura do corpo. O simples estímulo da saliva reduz a fome e a própria saliva dissolve o tecido gorduroso ajudando a digestão.

O resultado final da prática bem sucedida da Tigresa é a restauração física e tornar-se uma imortal. Esses objetivos são grandiosos e difíceis de atingir, mas os benefícios obtidos apenas com a tentativa de alcançar essas metas mais do que valem a pena. Pode-se dizer que o caminho é mais importante do que o destino.

O aperfeiçoamento da mulher VERSUS o aperfeiçoamento do homem

Onde o Dragão Verde deve reter, a Tigresa Branca deve absorver.
Onde o Dragão Verde busca o sossego, a Tigresa Branca busca a ação.
Onde o Dragão Verde deve ser passivo, a Tigresa Branca deve ser agressiva.
Como os dois peixes do t'ai chi, cada um deve buscar seu oposto para se completar.

– Manual da Tigresa Branca

Embora os métodos da Tigresa Branca tenham origem no taoísmo, deve-se ressaltar que existem monjas taoístas pertencentes a muitas seitas ortodoxas cujas práticas são mais ou menos as mesmas dos monges, baseadas nos métodos e nos efeitos da meditação sentada. Na pesquisa aqui apresentada não há nenhuma tentativa de negar a legitimidade destas seitas.

Contudo, a Tigresa distingue claramente os diferentes exercícios que homens e mulheres devem praticar para atingirem as metas de excelente saúde, juventude e imortalidade. Ainda que seus ensinamentos tenham se originado do taoísmo, não há nenhuma exigência que ela seja uma taoísta, mas apenas uma Tigresa.

O ponto essencial dessas diferenças nas práticas está nas teorias do *yin* e *yang*. Por natureza, as mulheres são *yin*, que representa a imobilidade e a receptividade – e os homens são *yang*, que representa a atividade e a criatividade. Em cada homem há um aspecto *yin* e em cada mulher, um aspecto *yang*. Assim, para obter a máxima harmonia, restaurar sua juventude e tornar-se uma imortal, a mulher precisa desenvolver e aperfeiçoar seu aspecto *yang*, o que significa que ela deve se empenhar tanto na atividade como na criatividade.

Os homens, ao contrário, devem empenhar-se na imobilidade e na receptividade, razão pela qual as escolas taoístas dominadas por homens praticavam a meditação e a conservação do sêmen e da energia sexual. As mulheres, afirmam as Tigresas, precisam estimular os fluidos e a energia sexual deles.

Em uma seção do Manual da Tigresa Branca intitulada "Os preciosos segredos do quarto de jade" está o trecho abaixo – uma advertência para os homens que praticam o aperfeiçoamento sexual:

> O mestre Ch'ung Ho disse: "Quando é competente no aperfeiçoamento de sua essência *yang*, o homem não deveria deixar a mulher conhecer sua arte. Se ela vier a conhecê-la, não haverá nenhum benefício para ele, que poderá adoecer ainda mais. Este é o significado do velho provérbio: "Não se deve emprestar uma arma a outros, pois se mais tarde eles decidirem utilizá-la, mesmo que você arregace as mangas, não conseguirá vencer."
>
> Peng Tsu também disse: "Se um homem procura obter grandes benefícios do ato sexual, deveria fazê-lo com uma mulher que ignore esta arte."
>
> O mestre Ch'ung disse: "Não é apenas a energia sexual do homem que pode ser refinada, a mulher também pode se empenhar em refinar a sua. A Mãe Real do Ocidente é uma mulher que obteve a imortalidade ao completar suas forças *yin* com o *yang*. Sempre que ela fazia sexo com um homem, ele se sentia mal, mas o rosto dela estaria tão liso e radiante que já não precisaria de *blush* ou cosméticos. Ela se alimentava com leite e tocava o violino de cinco cordas [alusões ao sêmen e ao pênis] e, ao tocar, seu coração estava em harmonia, seus pensamentos tranquilos e não sentia desejos estranhos. A Mãe Real do Ocidente não tinha nenhum marido e gostava de sexo com homens de todas as idades. Entretanto, seus segredos não devem ser revelados, para que outras mulheres não queiram imitar seus métodos."

No trecho acima vê-se claramente que os taoístas não eram a favor de mulheres praticando as artes sexuais, especialmente as da Mãe Real do Ocidente. O texto segue e apresenta muitos outros argumentos sobre os motivos pelos quais o homem deveria manter a prática em segredo para sua amante, e pode-se compreender porquê. No entanto, também se pode compreender porque as mulheres faziam o mesmo – seduzindo homens em sua prática que não tinham ideia de seus objetivos. Segundo uma Tigresa, só não era correto manter as mulheres ignorantes dos métodos da Mãe Real do Ocidente.

A referência ao leite e ao violino de cinco cordas foi tomada literalmente pela maioria dos homens taoístas, mas a Tigresa os considera símbolos do sêmen e do pênis – pois o pênis tem cinco partes básicas: a glande, o tronco, dois testículos e o escroto.

A ideia de que os homens adoeciam depois de suas relações sexuais com a Mãe Real do Ocidente foi contestada pelo autor Chung Fang Yu, que afirmou que este era mais um exemplo de como as táticas para amedrontar e os ideais confucianos eram inseridos em textos que aludiam ao aperfeiçoamento sexual e à liberdade sexual da mulher.

A intenção de manter as mulheres na ignorância das artes sexuais não deve ser interpretada como insinuação de que na cultura chinesa elas fossem consideradas um aspecto do pecado original, como sustentam as religiões cristãs. Nem mesmo os mais zelosos confucianos pensavam assim. Na cultura chinesa, há muito a mulher era vista como um aspecto da Terra – e os homens, um aspecto do Céu. Ambos tinham igual estatura na ordem natural das coisas. O taoísmo em particular considerava as mulheres a fonte ou o portal para o Tao, não um obstáculo a ele. A ideia cristã da "abominação da carne" não existe no taoísmo.

Os taoístas apenas temiam que a lascívia levasse ao desvio ou ao rompimento do desenvolvimento espiritual, por isso a atividade sexual deveria ser disciplinada, ter um objetivo e não ser usada simplesmente como um meio de satisfação física. As mulheres, os aspectos femininos em especial, eram consideradas pelos taoístas como a essência do crescimento espiritual do homem. Por isso não eram consideradas inferiores ou pecaminosas, como acontece na fé cristã e, em parte, no confucionismo.

Há ainda uma interessante observação no *Manual da Tigresa Branca* sobre o nascimento de homens e mulheres: as mulheres nasceriam com o rosto virado para baixo, olhando para a Terra, e os homens, com o rosto para cima, olhando para o Céu. Não encontrei nenhum texto ou informação da medicina para confirmar essa teoria – mas não deixa de ser interessante... Os confucianos usavam esta observação para apoiar sua ideia de que as mulheres eram biologicamente inferiores, mas o taoísmo ortodoxo afirmava que era apenas parte da natural influência recíproca de *yin* e *yang*.

Nos textos atribuídos à Mãe Real do Ocidente, isto era considerado uma prova de que as mulheres estavam descendo do Céu e os homens, ascendendo da Terra. O *Manual* afirma, com eloquência:

> *Mulheres, as deusas do Céu, procuram descer à Terra para adquirir as essências yang dos homens para manterem sua posição de deusas, assim como os homens procuram ascender da Terra ao Céu para obterem as essências yin das mulheres e se tornarem deuses.*

Para os não-iniciados isto soará um tanto metafísico, mas em termos pragmáticos significa que as mulheres já são biológica e espiritualmente superiores e estão sempre procurando acalentar sua posição. Por outro lado, os homens estão sempre tentando adquirir a superioridade biológica e espiritual. Mas enquanto as mulheres continuarem tomando a essência *yang* do homem, ele continuará caindo na Terra na permanente esperança de tentar atingir o Céu, de novo, e uma vez no Céu, adquirir as essências *yin* das deusas que ali estão.

Devido à influência recíproca natural de *yin* e *yang*, a Tigresa compreende que para manter seu papel de deusa (imortal), ela deverá se alimentar com as essências *yang* do homem – seus fluidos e energia sexual. A história da Mãe Real do Ocidente conta que ela tomava as essências de mil homens para completar sua imortalidade, de modo a não precisar mais descer à Terra (renascer) para nutrir sua essência *yin*. Assim, esta é a ideologia básica dos ensinamentos da Tigresa Branca. Embora se possa acrescentar muito mais aqui, seria filosófico demais para o objetivo deste trabalho.

O desenvolvimento da Tigresa Branca

No folclore chinês, o tigre é considerado o animal mais dominador da Terra. Seu paralelo, o Dragão, é um animal celestial dominador. Num sentido metafórico, eles estão sempre em luta, um tentando dominar o outro. Uma vez juntos e entrelaçados em êxtase jubiloso, eles atingem a máxima harmonia.

Este relacionamento é também uma representação simbólica de como as mulheres (tigres) e os homens (dragões) se comportam, mas uma vez no meio da paixão (o orgasmo), eles podem sentir a união maior.

No início, boa parte das práticas da Tigresa Branca estava baseava no comportamento sexual das tigresas. A fêmea do tigre precisa copular repetidamente, em geral cem vezes ou mais, antes de conseguir engravidar. As tigresas precisam de enorme quantidade do esperma do macho para engravidar; por isso, elas copulam com tantos tigres quanto possível. A tigresa é muito sedutora e percorrerá grandes distâncias para atrair a atenção de um macho. Ela espreita e segue os machos por quilômetros e assim que depara com um deles, se exibe, rolando à sua frente, mostrando-lhe que está pronta para copular. Ela também o lambe muito, especialmente a cara do macho, e a área da virilha, para excitá-lo.

Os tigres machos gostam dc copular uma única vez, e depois tentam fugir para descansar num lugar à sombra, pois sabem que as fêmeas tentarão copular tantas vezes quanto possível num período de muitos dias.

A tigresa humana também se empenha no exibicionismo, quer uma grande quantidade de sêmen, é muito oral, muito sedutora e persistente na procura de homens – para obter sua restauradora gravidez espiritual. Embora raramente copulem – elas mais imitam o comportamento dos pequenos tigres que mamam – as Tigresas Brancas usam a boca como a tigresa-mãe, que lambe os filhotes, lambe a si mesma e lambe o macho para seduzi-lo.

Os tigres albinos não apenas são raros, mas excêntricos dentro da espécie. Com certeza, pode-se dizer o mesmo sobre as Tigresas Brancas humanas. Existem poucas mulheres que dedicariam parte de sua vida a estas práticas, assim como existem pouquíssimos homens que se dedicam a viver como eremitas ou monges na busca espiritual pela imortalidade – não por ser um objetivo inatingível, mas por ser o mais difícil de todos os empreendimentos humanos. Para se tornar imortal, é preciso renunciar ao comportamento mortal.

A maioria das pessoas se satisfaz em levar uma vida normal. Algumas procuram obter riqueza, influência ou poder. Outras se contentam em criar filhos, a maioria está mesmo resignada a sobreviver da melhor maneira possível. Um antigo monge taoísta disse uma vez:

Para muitas pessoas, a vida é apenas uma tentativa confusa de lutar para sobreviver e se divertir até a morte. É como se as pessoas nascessem bêbadas e morressem cegas. Poucas procuram deixar este mundo em melhor condição do que quando a ele chegaram. É muito triste saber que tão poucos têm a coragem ou a sabedoria de dar o grande salto para superar o envelhecimento, a doença e a morte.

– Manual da Tigresa Branca

Em geral, os tigres são animais solitários que vivem caçando e só se juntam a outros tigres quando há necessidade. Eles não caçam nem vivem em grupos, a não ser quando jovens e precisam mamar. A Tigresa tem muitas dessas características, e uma vez que passa por seus três primeiros anos de prática, abandona o contato com as outras Tigresas, preferindo completar seu aperfeiçoamento sozinha. Este é um dos aspectos mais singulares das práticas das Tigresas Brancas – o infalível reconhecimento de que é o indivíduo que se aperfeiçoa e atinge a imortalidade, não o grupo. A Tigresa admite que os grupos sempre se tornam políticos e assim podem impedir seu progresso. Assim, além do contato com sua instrutora e talvez uma ou outra Tigresa durante seus três primeiros anos, ela estará sempre por conta própria, como uma tigresa que vaga pela floresta cuidando de sua própria vida.

O diagrama da Tigresa Branca e do Dragão Verde

A teoria fundamental por trás dos métodos das Tigresas Brancas, além das teorias que lhes são transmitidas através da Mãe Real do Ocidente, está em sua interpretação do diagrama da Tigresa Branca e do Dragão Verde.

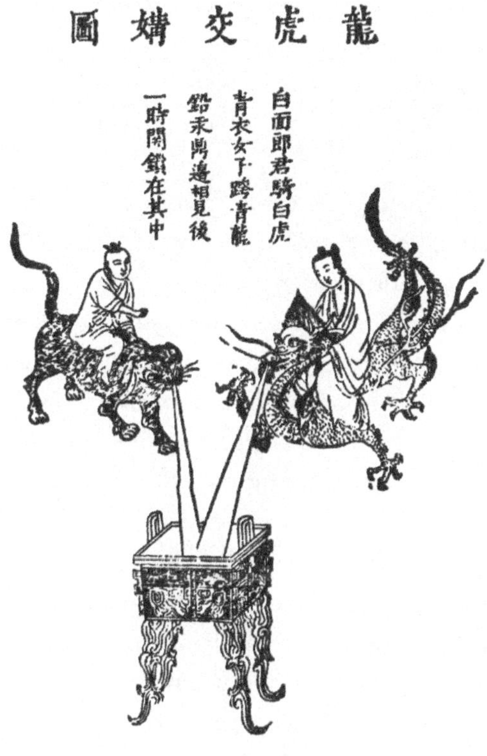

龍虎交媾圖
白面郎君騎白虎
青衣女子跨青龍
鉛汞鼎邊相見後
一時關鎖在其中

Para clarear o rosto, o rapaz monta a Tigresa Branca.
A garota vestida de verde monta o Dragão Verde.
O poder do chumbo e do mercúrio se fundem no caldeirão,
imediatamente o portal se fecha do lado de dentro.

Um diagrama do Dragão e da Tigresa refinando suas essências

No diagrama apresentado acima, o homem está montado no tigre e a mulher está montada no dragão, uma representação simbólica do homem dentro da mulher e vice-versa. Este diagrama apareceu no primeiro manual taoísta, *A tábua da vida do Jade Imperial*, durante a dinastia Ming (1368 a 1628 d.C.), mas as teorias da Escola Verde e Branca do Taoísmo são muito anteriores ao diagrama aqui apresentado, pois o culto da Mãe Real do Ocidente era muito proeminente no início da dinastia Han (206 a 23 a.C.). As Tigresas Brancas afirmam que esta escola data do período em que os ensinamentos sexuais taoístas eram matriarcais, ou seja, do período em que os ensinamentos da Mãe Real do Ocidente foram propagados por suas três discípulas imortais.

Segundo a interpretação das Tigresas Brancas, o primeiro verso simboliza o homem, o Dragão Verde, e "para clarear o rosto" (com sêmen) da Tigresa Branca ele "cavalga," em cima dela.

O segundo verso descreve uma "garota vestida de verde" (a juventude simbolizada pelo verde), "monta o Dragão Verde" (significando que suas pernas estão juntas e ela está sentada perto do pênis [o dragão]).

"Chumbo e mercúrio" significam *ching* (a energia sexual) e *qi* (a energia vital) de ambos, o Dragão Verde e a Tigresa Branca. Ela funde e liga essas duas energias no caldeirão, que é o símbolo de *shen*, mente e espírito.

"Imediatamente o portal" (do envelhecimento) "se fecha" (a restauração e a preservação estão garantidas) "do lado de dentro" (o espírito imortal dela).

No diagrama, as Tigresas Brancas também vêem que a mulher está olhando diretamente para o dragão (o pênis). O homem está também olhando para a essência que o dragão emite da mesma forma, com sua mão direita estendida à frente, como se estivesse tentando alcançar o dragão.

Essas interpretações do diagrama e do poema estão no próprio âmago das práticas e da filosofia da Tigresa Branca, e são decisivas para a compreensão de suas motivações e de suas convicções.

Há muitas outras interpretações que as Tigresas Brancas deduzem desse diagrama, mas bastam essas ideias. Os homens taoístas interpretam o diagrama e o poema à sua maneira, especialmente o primeiro verso do poema como "*O menino de rosto branco monta o tigre branco*". Contudo, como o chinês não usa preposições, especialmente em se tratando de textos poéticos, o significado poderia ser o mesmo, e o poema poderia ter sido escrito assim de propósito. Faz sentido quando se percebe que os homens basicamente precisam do coito para preencher seu *yang* com o *yin*, e as mulheres basicamente precisam do sexo oral para preencher seu *yin* com o *yang*.

Devido à aplicação das medidas sedutoras e orais das Tigresas Brancas, o homem taoísta recluso começou a ver algumas mulheres taoístas como espíritos do mal, uma espécie de vampiras sexuais do sêmen, que apareciam à noite e sugavam suas vidas. Esse tipo de mulher era chamado de Tigresa Branca, porque um dos meios para restaurar sua juventude era raspar completamente os pelos de seu monte de Vênus e do corpo, com a exceção dos cabelos, que deixava excepcionalmente longos. A raspagem dos pelos públicos e dos pelos do corpo emprestava-lhe a aparência sedutora de uma garota na pré-puberdade.

Foram então criadas histórias de súcubas, mulheres do mal e Tigresas Brancas, mais para assustar os jovens monges, que os velhos instrutores sabiam que não resistiriam aos encantos e à energia de uma verdadeira Tigresa Branca, caso aparecesse. Esta é a razão pela qual essas mulheres foram despersonalizadas e transformadas em fantasmas, espíritos do mal, súcubas ou espíritos da floresta. Esses mitos e essas histórias então abriram caminho e chegaram ao público geral, de modo que mais tarde se uma garota comum não apresentasse pelos em seu monte de Vênus depois da puberdade, era segregada, considerada um mau agouro e não servia para o casamento e para criar os filhos, assim como o tigre albino é escorraçado pelos outros tigres, no reino animal.

Esse tipo de crenças supersticiosas e concepções equivocadas prevalecem ainda hoje na sociedade asiática. Muitas vezes os pais disfarçam e falsificam a data de nascimento de uma filha que nasceu no ano do tigre, e dizem que ela nasceu no ano seguinte, ano do coelho ou no ano anterior, o ano do búfalo – pois a simples ideia de uma criança do sexo feminino nascida sob as influências do ano do tigre a torna suspeita de um temperamento bravio e comportamento imoral.

O aparecimento de um tigre albino é raro; para os chineses ele parecia não ter pelos, como sua pele branca e longas listas negras. Por isto, a mulher com um monte púbico sem pelos e cabelo negro comprido simulava a aparência de um tigre branco, que os chineses consideravam mau presságio, como acontecia com todos os animais albinos, que eram rechaçados por seus grupos. Contudo, eles também eram raros e valiosos, e neste sentido eram procurados por serem muito auspiciosos. Esse duplo papel não é nada incomum nos mitos chineses e prevalece em especial com relação às Tigresas Brancas que, embora por um lado, fossem consideradas demônias, por outro lado também eram tidas em grande estima, e os homens apreciavam imensamente a chance de terem relações sexuais com elas.

Apesar de sua destreza na sedução, em geral as Tigresas não eram bem sucedidas com os homens taoístas e tinham de se contentar em obter a energia sexual de homens comuns – que eram bem mais fáceis de atrair e seduzir. Seus métodos para isto eram notáveis, levando-se em conta a época, e foi no desenvolvimento desses métodos de sedução que elas também descobriram recursos mais eficazes e mais poderosos com os quais restaurar sua juventude – e como consequência descobriram também a maneira de ajudar a restaurar a juventude dos homens. Assim o Dragão Verde entrou no reino da prática da Tigresa. Devido a essas descobertas, as Tigresas puderam deixar de procurar os homens taoístas em localidades remotas e concentrar-se inteiramente em obter a energia sexual dos homens comuns, como relata claramente a história abaixo.

No manual taoísta *Lieh hsien chuan* ("biografias de imortais") consta a história da imortal Nu Chi, que conta que ela adquiriu uma cópia das instruções sexuais de um homem que mais tarde acabou sendo ele também um imortal. A história é contada assim no *Manual da Tigresa Branca*:

> Nu Chi vendia vinho no mercado de sua aldeia. Seu vinho era considerado excelente. Certo dia um homem, um imortal, entrou em sua loja e bebeu enorme quantidade daquele vinho, mas não conseguiu pagar. Assim, como garantia, até que pudesse pagar toda a conta, ele deixou nas mãos dela o *Livro da garota comum*, com cinco capítulos sobre como uma mulher poderia cuidar de sua juventude por meio de técnicas sexuais especiais [esta é uma alusão a um texto do *Clássico da garota comum*, que existe e basicamente contém as técnicas para homens]. Ela estudou o livro intensamente e depois preparou um quarto especial em sua loja de vinhos. A partir desse momento, quando um homem atraente e compatível entrava na loja para beber vinho, ela o atraía para o quarto e o seduzia, para praticar suas artes especiais com ele. Mesmo depois de trinta anos de prática, ela ainda parecia ter vinte anos de idade. Um dia, o imortal

que deixara o livro com Nu Chi voltou à loja. Sorrindo com aprovação ao que ela conseguira, disse:

– Ah... mas roubar o Tao e estudá-lo sem um instrutor é como ter asas e ser incapaz de voar!

Ela então largou a loja e foi com o imortal... não se sabe para onde!

Assim como suas colegas que seguiam as tradições tântricas do hinduísmo descobriram, as Tigresas aprenderam que se um homem comum atingisse um altíssimo estado de excitação sexual, sua energia sexual era tão útil quanto a de um monge sentado, que seria indiferente às seduções delas. Este conhecimento, adquirido ao longo do tempo, levou às práticas atuais das Tigresas Brancas – e esta é a razão pela qual no passado as Tigresas deixaram de percorrer as montanhas em busca de eremitérios taoístas distantes para assumirem as posições de concubinas, consortes e cortesãs que viviam em ambientes seguros.

Atualmente, a maioria das mulheres teria dificuldade para reviver a vida de uma concubina na China. No aspecto negativo, ela pertencia a um senhor e não tinha nenhum dos "direitos humanos" que hoje conhecemos e da maneira como os entendemos. Protesto e desobediência poderiam significar morte ou castigo. Sua vida e seu bem-estar se equilibravam no fio dos caprichos do senhor; de modo geral, ela era solitária e vivia em competição com as outras concubinas e com a *t'ai t'ai* (a esposa número um).

No aspecto positivo, segundo admitia a maioria das concubinas nos registros que chegaram até nós, elas aproveitavam muito bem a vida. Não tinham nenhuma preocupação financeira, podiam estudar as artes, a música e a literatura, ganhavam finíssimas roupas e muitas joias de seus guardiões.

As consortes e as cortesãs, em especial, tinham as posições mais respeitadas de toda a Ásia, com *status* equivalente ao de altos funcionários de estado. Contudo, no fundo, uma linda prisão continua sendo uma prisão – embora, penso eu, muitas mulheres nos tempos atuais considerem suas ocupações e relacionamentos sob essa mesma luz. Além disso, o que é mais interessante, a maioria das mulheres com quem discuti essa questão, especialmente as asiáticas, preferem esse estilo de vida. Assim, de certo modo, creio que a diferença é cultural, pois as ocidentais geralmente acham essa vida humilhante e simples disfarce da prostituição, o que é evidentemente influência de sua educação cultural e religiosa.

Em algum ponto na situação de pertencerem a um homem, mesmo com a segurança proporcionada, essas mulheres sustentadas desejavam encontrar a própria liberdade. Em vez de protestarem contra os homens, elas tiveram de aprender a se elevar acima deles. Em vez de negar o sexo, elas o usaram como trampolim para a liberdade. Em vez de lutarem com palavras e armas, lutaram com sua própria força interior: sua feminilidade. O poder das Tigresas tornou-se assim tão grande, que os homens nada podiam fazer para conquistá-las e mantê-las sob suas rédeas. As habilitações dessas mulheres eram tão grandes e tão eficazes, que seus donos se tornavam seus escravos. Elas obtiveram essa mudança de influência por terem compreendido a si mesmas, a natureza, o sexo e os homens.

Uma Tigresa dava a seu senhor muito mais do que ele jamais poderia ter imaginado desejar, fazendo dele um prisioneiro de seu próprio desespero e ânsia de mantê-la sob suas garras. Com sua destreza, ela era livre e independente. No entanto, como em geral descobriram os que buscaram a liberdade em todas as eras, a liberdade é mais um estado mental do que uma mudança de ambiente. As Tigresas em geral não desejavam escapar de sua sociedade ou de suas tradições; elas antes desejavam misturar-se e permanecer em segredo dentro da sociedade e das tradições. Muitas Tigresas, espontaneamente, quiseram ser concubinas, consortes ou cortesãs, porque essa posição lhes proporcionava segurança e recursos para aperfeiçoar suas práticas.

Quando as taoístas descobriram os benefícios de intensificar ainda mais seus encontros com homens comuns, logo se mostraram dispostas a serem sustentadas. Com isso, as práticas sobreviveram na sociedade mundana e desapareceram dos distantes retiros e eremitérios dos adeptos taoístas nas montanhas.

Entretanto, algumas mulheres espertas procuravam emprego como massagistas em "casas da flor" em cidadezinhas e aldeias abaixo dos retiros taoístas das montanhas. Assim, podiam receber tanto homens comuns como os monges, que periodicamente deixavam as montanhas para desfrutar seus favores.

Sendo a massagem um dos grandes talentos de uma Tigresa, não somente era financeiramente compensador, mas também lhe dava acesso a um número maior de homens. Nos últimos tempos, a maioria das Tigresas prefere fazer massagem por essas mesmas razões, especialmente as que não querem ter um Dragão de Jade para sustentá-las.

Quando as Tigresas deixaram de procurar os reclusos taoístas para viver sustentadas ou como massagistas, a busca pessoal para permanecerem jovens e bonitas passou a ser sua meta mais importante – porque sem primeiro restaurar sua juventude, uma Tigresa não poderia atingir a imortalidade. A beleza duradoura também servia para garantir que seu guardião continuasse a sentir afeto por ela e a sustentá-la. Nesse ambiente, ela podia garantir o tempo e os recursos para as práticas.

A imagem prevalecente do homem taoísta imortal há muito é a de um velho com uma enorme barriga (cheia da energia do *qi*) e longa barba e cabelos brancos, mas que também tem a compleição rosada e a energia de um jovem. O ser ideal: a juventude na velhice.

As práticas e as metas do taoísta se baseavam totalmente na aquisição da imortalidade por meio da imobilidade meditativa, acúmulo do *qi*, cessação do desejo sexual e retenção do sêmen e da energia sexual. Por outro lado, as mulheres precisavam da atividade total concentrada, acúmulo do *qi*, redução do fluxo mens-trual e estímulo de seus fluidos sexuais e de sua energia para atingirem a imortalidade.

Por isso, a imagem prevalecente da imortal é a de uma jovem de beleza física e vitalidade sexual aparentemente intermináveis. Mesmo sendo idosa em anos, ela mantém uma cintura muito fina e modelada, seios firmes, um pequeno monte de Vênus depilado, longos cabelos negros, rosto e lábios rosados e a compleição de uma adolescente.

Nos livros taoístas mais comuns sempre se encontram algumas páginas dedicadas a mulheres, mas de modo geral esses livros são feitos para os homens. Da mesma forma, há pouquíssima informação sobre o sexo oral, quando há alguma. A relação sexual permitia que os homens mantivessem um melhor controle para reter o sêmen e a energia sexual. Por outro lado, o sexo oral criava muita energia e dificultava para os homens a retenção e o domínio dessa energia. Para obterem a imortalidade, os homens taoístas também tinham de desenvolver dentro de si um embrião espiritual, um processo alquímico de criar uma gravidez espiritual (razão pela qual suas barrigas inchavam). O sexo oral não poderia melhorar este processo para eles, por isso era evitado e raramente praticado nas escolas do taoísmo onde predominavam os homens e entre o populacho da China.

A premissa das práticas sexuais dos homens taoístas era restaurar e preservar não apenas a energia sexual, mas também o fôlego e as energias do espírito. A primeira etapa da prática era restituir o esperma à sua condição original, a de um menino muito jovem, antes de sua primeira ejaculação. As mulheres eram usadas apenas para ajudar a estimular o orgasmo e a energia sexual. O homem podia então evitar que o sêmen fosse expelido, embora sentisse um orgasmo interior. Fazendo isso, ele poderia, com o tempo, restaurar completamente sua juventude, mesmo na velhice, e preparar o caminho para o desenvolvimento da imortalidade. Contudo, nenhum desses métodos era realmente aplicável ou benéfico para as mulheres.

Para os homens, o essencial para a restauração da juventude significava a retenção do esperma (e assim, do *ching*) e a pouca frequência do sexo. Para as mulheres, era a redução do ciclo menstrual antes da menopausa e o aumento das secreções sexuais. Todos os homens chegam a uma idade em que deixam de ter orgasmos e todas as mulheres chegam a uma idade em que param de menstruar. Antes da puberdade os homens não têm a ejaculação do sêmen e as mulheres, nenhuma descarga do sangue menstrual. Tanto para homens como para mulheres, o segredo era a restauração das condições que prevaleciam antes da puberdade, e não avançar para as condições que ocorrem na velhice. A dicotomia que esses dois processos apresentavam para a restauração da juventude era, para os homens, evitar a descarga excessiva do sêmen (e diminuir a produção da testosterona) e acumular a energia da mulher, e para as mulheres, incentivar a descarga de suas secreções sexuais (para aumentar a produção do estrógeno) e acumular a energia sexual do homem. Resumindo, ela procurava o sêmen do homem e ele procurava guardá-lo.

Por usar os homens para estimular a sua própria energia sexual, de modo a reduzir o fluxo menstrual e aumentar sua energia e suas secreções sexuais, a Tigresa desencadeou muito ressentimento em relação às outras mulheres taoístas, já que no pensamento confuciano as mulheres deveriam preocupar-se apenas em dar à luz.

As insinuações subreptícias dos confucianos sobre a inferioridade das mulheres fizeram com que, para os homens, não fosse importante preocupar-se com a restauração da mulher. Como um homem podia tomar tantas concubinas jovens quantas quisesse, não havia nenhuma necessidade de que sua esposa ou suas concubinas restaurassem sua juventude e sua beleza. De modo que se pode considerar uma sorte que muitas cortesãs e mulheres taoístas tenham preservado os métodos da Mãe Real do Ocidente para a restauração da juventude, algo que elas faziam em segredo e sem nenhum apoio do poder cultural local.

No taoísmo antigo havia uma seita secreta chamada Vermelho-Branco, cujas cores simbolizavam o sangue e o sêmen. Esta seita ensinava os métodos de restauração para homens e mulheres, mas as pressões do governo nas mãos de confucianos a aboliram. Mais tarde, ela reapareceu como os Tigres e Dragões, que representavam o intercâmbio das forças de mulheres e homens. Esta escola, no entanto, ensinava predominantemente os métodos do Aperfeiçoamento Sexual Dual (relações sexuais), não os métodos da Tigresa Branca.

Existiam também diversos cultos sexuais que promoviam o uso do sexo grupal para entrar em estados semelhantes ao do transe para que os homens pudessem reunir o máximo possível da energia da mulher (*yin*) e ao mesmo tempo aperfeiçoar a saúde e obter o enrijecimento dos Três Tesouros para a imortalidade: essência, energia e espírito. Não obstante, esses cultos e suas práticas eram muito indisciplinados; o mais comum era se tornarem simples atos de lascívia para os homens.

A Tigresa evitava esse tipo de atividade indisciplinada, sabendo que ela só poderia prejudicar a si mesma e a sua prática. Ela via uma enorme diferença entre duas pessoas que restauravam a energia da juventude por meio das atividades sexuais e adultos que se envolviam em sexo grupal unicamente para satisfação de ímpetos sexuais e para ter muitos parceiros.

Mais tarde, por meio da influência e da ignorância das escolas moralistas confucianas, as práticas da restauração sexual da mulher taoísta foram descartadas ou interpretadas unicamente para fins da meditação. Entretanto, muito esforço foi feito em prol de fazer com que as práticas de restauração sexual do homem se tornassem formas legítimas de interpretação. Mesmo no presente, a grande maioria das publicações taoístas trata de questões da restauração do homem, não a da mulher.

As adaptações das mulheres taoístas tiveram de continuar em segredo e permanecer escondidas dentro das paredes do quarto – transformando-se na escola secreta das Tigresas Brancas.

Ainda que seu número seja muito pequeno, as Tigresas continuam a praticar em Taiwan, no Japão, na Tailândia, Hong Kong, Coréia, na Europa e agora, nas Américas.

A filosofia sexual da Tigresa Branca

情
學

A chave para a compreensão da filosofia e da prática da Tigresa Branca está contida nos seguintes versos:

Com a relação sexual a mulher cria uma criança material.
Com o sexo oral, suas afinidades infantis são recriadas.

– Manual da Tigresa Branca

Esses versos implicam em que por meio do sexo oral a mulher é capaz de restabelecer e retomar sua juventude. Por isso as práticas da Tigresa Branca são de natureza quase exclusivamente oral. Para ter acesso aos benefícios do sexo oral, primeiro a Tigresa Branca terá de ser iniciada em três condições: recriar o comportamento sexual adolescente, recriar a aparência adolescente e intensificar os orgasmos.

No *Manual da Tigresa Branca*, seguem comentários aos versos acima:

O Portal Celestial [a boca] quando sexualmente usado estimula
o shen [mente/espírito] e assim, é espiritual em seus efeitos.
A Abertura do Portão de Jade [a vagina] quando sexualmente usada
estimula o ching [energia sexual/corpo físico] e assim,
é físico em seus efeitos.

Na ideologia da Tigresa Branca, a boca [Portal Celestial] é claramente interpretada como a entrada para o caldeirão [o abdômen] para refinar o elixir. Os taoístas acreditam que o fluxo menstrual do sangue proporciona uma contribuição primordial para a dissipação do *qi* e do *ching* para a mulher; para o homem, é a ejaculação do sêmen. Portanto, a Tigresa Branca procura preservar a vagina (reduzindo a penetração sexual), diminuir o fluxo menstrual e aumentar o fluxo das secreções sexuais – pois ela acredita que em parte são as secreções que produzem o embrião da juventude em seu corpo e sua mente. Na ciência moderna, este embrião pode ser pensado em termos de hormônios e células embrionárias. No pensamento taoísta, a expressão *célula embrionária* se refere ao *ching qi*, uma fusão das energias do *ching* e do *qi* no Pai Hui, que estimula as energias adormecidas do embrião por todo o organismo.

O *Manual da Tigresa Branca* diz o seguinte:

> *Engolir de cima e palpitar embaixo reúne o qi.*

A recriação do comportamento sexual adolescente

> *Quando a tigresa brinca, o dragão torce o seu rabo.*
>
> **– Manual da Tigresa Branca**

Quando a Tigresa recria seu comportamento sexual brincalhão com um homem, este age como um dragão embriagado que abana alegremente sua cauda. Mais precisamente, seu pênis fica ereto e ele deseja que a mulher brinque com ele.

A Tigresa reconhece claramente sua antiga sexualidade adolescente e por isso recria as motivações e condições que em grande parte ajudam seu corpo e mente a lembrarem seu caminho de volta à juventude. Para uma Tigresa, um homem colocando e retirando o pênis de sua vagina até chegar ao orgasmo, não é sexo. Para ela, sexo significa recriar as sensações de aventura, romance e jovialidade de modo que o exibicionismo e o oralismo possam ser plenamente sentidos e usados em seu benefício.

Em termos mais simples, ela muda sua percepção do sexo e vê com os olhos de uma garota que busca a aventura, não uma adulta que procura satisfazer seus desejos e necessidades sexuais emocionais – com todas as ansiedades mentais do envolvimento no jogo sexual. Em poucas palavras, ela procura a excitação do sexo. Um verso no *Manual da Tigresa Branca* afirma:

> *Um apressado encontro clandestino apaixonado com um estranho fora do lar é mais benéfico do que uma centena de envolvimentos calmos e relaxados em casa com o seu companheiro.*

Antes da puberdade, em geral as crianças começam a experimentar o sexo. Duas meninas podem se beijar, abraçar, uma sugar o peito ou tocar a vagina da outra. Isto sempre é mantido dentro do reino da fantasia. Os meninos se empenharão no exibicionismo, em se tocar, simular a masturbação e tentativas de penetração anal. Nada disso significa que as meninas sejam naturalmente lésbicas ou os meninos, homossexuais. Significa apenas que estão expressando sua natureza sexual no conforto de seu próprio gênero, pois o sexo oposto ainda é muito estranho e assustador. Contudo, a certa altura, meninos e meninas naturalmente se empenham em se tocar, e usar a boca. Podem tentar a relação sexual, embora seja muito difícil de conseguir – física e emocionalmente. As crianças passam por tudo isto durante a puberdade de modo muito inocente, suave e natural.

A Tigresa Branca faz uso do comportamento adolescente: veste-se bem, exibe-se, toca e fantasia, pois são essas coisas que estimulam e recriam a juventude. Essa alegria sexual é bem mais benéfica para ela do que toda a preocupação que expressa como adulta. Concentrar-se como uma criança empenhada na brincadeira proporciona uma abordagem muito mais fácil e mais saudável para o sexo em si e desencadeia em seu corpo e sua mente as reações que trazem a restauração.

A Tigresa Branca acredita que a restauração das afinidades infantis é a base e o meio para atingir a imortalidade. O *Tao Te Ching* pergunta: "Será que você consegue adquirir a flexibilidade de uma criança?" Não é tanto uma pergunta, mas uma instrução para a restauração da juventude. Quando estudadas minuciosamente, todas as religiões e filosofias revelam este requisito da imitação do comportamento infantil para se restaurar o idealismo, a inocência e a alegria da infância, sem os obstáculos da análise crítica e do racionalismo cético.

Ao examinarmos claramente o que acontece em nossas primeiras experiências sexuais, vemos três atividades básicas que se desenvolvem na adolescência: o oralismo, o exibicionismo e o voyeurismo. As Tigresas Brancas usam esses atos para se estimularem, mas de maneira muito mais adulta e madura, de modo que corpo e mente possam assimilá-los. Elas chamam as memórias de juventude do corpo e da mente com uma consciência capaz de percebê-las e preservá-las – o que não é possível na mente adolescente.

Com as crianças, por exemplo, o exibicionismo e o voyeurismo podem ser vistos em jogos nos quais o perdedor vai tirando peças de roupa até ficar nu, e em que a meta é ver a genitália e experimentar alguma forma de contato sexual, porque as crianças têm uma curiosidade natural sobre essas coisas.

É desses primeiros atos de curiosidade, excitação e impressões de sexo que a Tigresa Branca recria sua juventude. Ela vê a necessidade e o benefício da recriação das mesmas sensações e das intensas experiências mentais de seus primeiros encontros sexuais.

Para a Tigresa Branca, o mais importante prelúdio à restauração é a recriação das percepções mentais da época que ela passou na adolescência. Quando somos adolescentes, nossa percepção do tempo é muito diferente. Para a criança, as férias de verão são uma eternidade, um dia parece realmente comprido. Conforme ficamos mais velhos, o tempo parece acelerar. Dias, meses e anos parecem exasperadamente curtos porque nossas atividades mentais de tratar as emoções, tensões e ansiedades fazem a mente correr, acelerando a nossa percepção do tempo.

Junto com sua concepção do tempo, a percepção da sexualidade de uma Tigresa também se inverte e muda. Todos nós podemos lembrar quando começamos a namorar. Beijávamos bastante, abraçávamos, murmurávamos, apalpávamos, ficávamos nervosos, excitados e assim por diante. Para nós, esses preliminares eram o sexo. A penetração sexual era um acontecimento muito raro. Um menino teria sorte se conseguisse esfregar o pênis perto da vagina da garota e, mais tarde, se ela permitisse a entrada, sempre havia a ideia de que ele apenas enfiaria a cabeça do pênis em sua vagina e estaria tudo bem e seria seguro. Íamos bem mais devagar com o sexo, com o tempo e com as carícias. Tudo o que era sexual era uma aventura, uma brincadeira; tínhamos a percepção de mais tempo. A aventura, a brincadeira, o tempo eram o que motivava e permitia as expressões e os atos de exibicionismo e prazer oral.

A Tigresa trata seus encontros sexuais de modo semelhante ao que fazia quando tinha seus "amassos" com os garotos. Era brincalhona, agressiva e também tímida, além de fantasiar sobre um ocasional romance secreto. A Tigresa adapta esse tipo de comportamento na sedução de um homem. Ela flerta e brinca, se mostra para ganhar a atenção dele, concentra-se em conquistá-lo, proporciona uma boa demora nos preliminares – exatamente como fazia com o garoto de seus sonhos quando era jovem.

A pesquisa moderna informa que as crianças riem alegremente cerca de trezentas vezes por dia. Nos adultos, a alegria e o riso podem ter resultados positivos que chegam a perdurar dois a três dias. A brincadeira e a risada estimulam hormônios no sistema endócrino, que ajudam a diminuir a tensão e a prevenir a velhice. A Tigresa usa plenamente a alegria e o riso em seus métodos de sedução.

Nada disso significa que ela tenta recriar as mesmas experiências sexuais de sua juventude ou agir de modo irracional. Para falar a verdade, ela apenas adapta o comportamento e as motivações de suas brincadeiras daquela época. Em sua prática, a Tigresa se permite passar por períodos de envolvimento com exibicionismo moderado, períodos de flerte e de ostentação para conquistar os homens, além de períodos de interlúdios sexuais secretos. Evidentemente, ela faz tudo isso no contexto de uma adulta, mas tenta ser infantil em sua energia e suas ações.

A recriação da aparência física adolescente

Quando a Tigresa embranquece e seus bigodes crescem,
a cintura afina e ela sai à caça...

– Manual da Tigresa Branca

A primeira linha acima insinua que a mulher restaurou sua juventude, pois sua vulva está livre da descoloração e sem pelos ("embranquece"), e o cabelo terá crescido naturalmente. O cabelo comprido de uma Tigresa Branca tradicional simboliza os longos bigodes e as listras negras do tigre. A Cintura Fina da Tigresa Branca é um sinal físico de ter atingido a fase inicial de uma imortal, porque é indicador da mesma reação pela qual passou durante a puberdade quando ocorreu sua primeira ovulação, e quando sua cintura também afinou. A Cintura Fina não é o que na China antiga era chamado de "cintura de vespa" – quando a cintura era apertada e espremida até que um homem conseguisse literalmente pôr as duas mãos em volta dela. Os métodos da cintura de vespa em geral causavam doenças do fígado; muitas mulheres morreram ou adoeceram gravemente ao tentar conseguir uma cintura de vespa. A Cintura Fina é um afinamento natural da cintura, cuja a meta é a flexibilidade. Combinada com os exercícios das costas, permitia que a Tigresa realizasse a cunilíngua em si mesma.

"Sai à caça" quer dizer que ela agora é capaz de procurar o que precisa. Seu poder é tão grande que é muito provável que ela consiga encontrar seja lá o que for que estiver precisando. Como um tigre faminto, seus sentidos se tornam cada vez mais aguçados. Devido à grande energia sexual positiva que a Tigresa Branca detém, sua capacidade de atrair vantagem financeira se torna igual à sua propensão para atrair os homens – e as mulheres. As pessoas se sentem atraídas por ela de muitas maneiras, como se fosse uma estrela de cinema; sua natureza submissa as deixa totalmente à vontade e relaxadas a seu lado. Uma Tigresa Branca jamais é arrogante e nunca mostra excessivo orgulho em relação aos outros.

O primeiro ato da prática da Tigresa Branca como Tigresa Iniciante e novamente em sua iniciação é retirar todos os pelos de seu corpo, exceto os cabelos. Como já foi dito, ela faz isto para estimular a memória de seu corpo adolescente.

A Tigresa Branca realmente progride em sua restauração depois de começar a criar sua Cintura Fina. Nos homens, um sinal da restauração é o desenvolvimento da barriga *qi* expandida, quando a parte debaixo do estômago incha e consegue ser muito mole ou muito dura, conforme a vontade. O que marca o progresso na mulher é o afinamento da cintura.

A Cintura Fina é obtida por meio de exercícios semelhantes aos do ioga especiais e uma técnica chamada "Costas do Tigre". (Veja esses exercícios nas páginas 173-193.)

As Tigresas Brancas têm muito poucos encontros com verdadeiras relações sexuais, o que também serve para indicar o comportamento adolescente do corpo. Em sua prática elas têm algumas penetrações sexuais, mas muito poucas.

A ideia de que a penetração sexual – se muito frequente – é prejudicial ao corpo da mulher tem muito apoio científico. Na entrada da vagina há um músculo semelhante a um anel e, embora existam muitos anéis desses músculos na vagina, o primeiro é o mais importante. Quando a vagina recebe penetrações frequentes, este anel é rompido ou é tão esticado que perde sua elasticidade, e a área dos lábios assume uma aparência macilenta. Também quando esse primeiro anel é rompido, o fluxo do sangue é obstruído e fica preso, de modo que não funciona bem para restaurar a vagina.

Mais importante do que isso, devido à obstrução do fluxo do sangue, a vagina também perde os hormônios necessários para ajudar a prevenir o processo do envelhecimento. Os hormônios das glândulas sexuais são as principais influências no retardamento desse processo do envelhecimento.

Outro problema associado com a relação sexual é a força extrema exercida sobre o corpo da mulher, que deve resistir às violentas ações físicas do homem até este atingir o orgasmo – não importa se ela já o atingiu. Às vezes as secreções sexuais secam na vagina durante a relação sexual, o que pode prejudicar o tecido vaginal.

A menstruação em si é um limpador natural do organismo, mas quando o sangramento é muito forte e irregular poderá acarretar vários problemas de saúde. Mulheres que sangram muito têm mais problemas de saúde do que as mulheres que pouco sangram. A Tigresa procura diminuir o fluxo ou eliminar o ciclo menstrual para restaurar sua juventude. Nos primeiros doze a catorze anos de sua vida, a mulher não tem nenhum ciclo menstrual, mas assim como a primeira ejaculação de sêmen desencadeia o processo do envelhecimento nos homens, a primeira descarga menstrual sinaliza o processo do envelhecimento nas mulheres.

Por outro lado, as secreções sexuais da mulher são o melhor e mais natural limpador da vagina – razão pela qual a Tigresa procura frequentemente o estímulo sexual para soltar essas secreções.

Períodos menstruais muito fortes também causam o prematuro embranquecimento dos cabelos e induzem a fraqueza da visão. Mulheres que usam dispositivos internos para absorver o sangue menstrual impõem-se um risco maior de saúde (a síndrome do choque tóxico), pois esses dispositivos prendem o sangue menstrual por mais tempo na vagina. A penetração sexual frequente também estimula um fluxo menstrual maior, estimulando assim o processo do envelhecimento.

Entretanto a penetração sexual é um maravilhoso ato entre duas pessoas. A Tigresa não renuncia a ela completamente, apenas a reduz bastante, como veremos nas práticas apresentadas na terceira parte deste livro. Para as metas da Tigresa, a penetração é tratada com a mesma abordagem de uma garota normal: não muito frequente.

Como a Tigresa se entrega pouco a relações sexuais, ela pode reduzir os efeitos do período menstrual. Isto pode ser realizado com orgasmos mais frequentes, a estimulação de suas secreções sexuais e o aumento da atividade física por meio de atividades sexuais e da prática do *kung fu*. O simples celibato tem pouco efeito na restauração de sua juventude ou na redução do fluxo do sangue menstrual. Ela também faz exercícios que ajudam o organismo nesse esforço. Os Métodos de Restauração e os Exercícios de Tratamento da Tigresa, por exemplo, foram criados pelas Tigresas para aumentar o tamanho dos seios e para reduzir o sangue menstrual.

Para intensificar os orgasmos

Quando a Tigresa se agacha diante do Dragão,
o Dragão é seduzido para a boca da Tigresa.
O Lótus Vermelho da Tigresa apanha a preciosa pérola do Dragão
e a Tigresa salta fora com sua presa.

– Manual da Tigresa Branca

"A Tigresa se agacha" é uma referência a seu ato de submissão e também ao fato de realmente ajoelhar-se para sugar o pênis do Dragão Verde. O pênis é levado (seduzido) para dentro da boca da Tigresa. O "lótus vermelho" é a língua dela, que excita o pênis, permitindo que a essência sexual e a energia (a pérola preciosa: o esperma) sejam tomadas. "A Tigresa salta fora" significa que, por meio da absorção da energia sexual dele, a Tigresa penetra no abismo de sua própria mente e seu rosto tem uma expressão como se estivesse muito distante.

Há também a afirmação:

Quando a cabeça do Dragão se movimenta [clímax],
a boca da Tigresa recua [absorve].

– Manual da Tigresa Branca

As condições para a recriação dos aspectos físico e mental da adolescência são a base da capacidade que a Tigresa tem de intensificar os orgasmos. Essas duas condições atendem a seu propósito em muitos níveis, como a estimulação da energia sexual e influenciar sua capacidade de seduzir e excitar sexualmente os homens, permitindo-lhe envolver-se nas Técnicas Trans-formadoras. Ela realiza suas metas intensificando seus orgasmos e os de seus parceiros.

O ato de obter a hipersensibilidade sexual para a Tigresa se baseia mais em sua capacidade de se concentrar intensamente na felação. Tal como acontece com alguém que se concentra totalmente em seu método de meditação, os estados de transe ou absorção podem se tornar estados abstratos. Para atingir esse estado, a Tigresa terá de estar totalmente absorta e concentrada no ato de excitar o pênis com a boca. Mais tarde veremos que existem alguns métodos de respiração e visualização usados ao mesmo tempo – mas de modo geral a hipersensibilidade ou absorção acontece através da intensa concentração. Também se pode dizer que a Tigresa se coloca em estado de orgasmo mental durante todo o tempo em que usa a boca para excitar o pênis, razão pela qual todos os seus sentidos estão aumentados e intensamente concentrados. Vemos isto igualmente nos métodos tântricos, em que a mulher desenvolve uma percepção tão intensa das sensações do orgasmo que pode deixar ali sua mente pelo tempo que desejar.

Correlações alquímicas entre a medicina ocidental e o taoísmo

酉
東
合

Esperma

> *No ching [o esperma] está a essência da criação e do alimento, a essência da juventude e da longevidade, e o próprio elixir da imortalidade. Quando ela é dispersa fora do corpo, a morte se aproxima cada vez mais. Quando é retida e volta ao cérebro, a imortalidade se aproxima cada vez mais.*
>
> **– Manual da Tigresa Branca**

O sêmen tem dois ingredientes: as células do esperma, ou espermatozóides, e o fluido seminal. As células do esperma são produzidas nos testículos do homem, de onde viajam pelos vasos condutores até as vesículas seminais, onde são armazenados até o momento do orgasmo. Durante o orgasmo, as células do esperma entram na próstata, produtora de fluido seminal que transporta o esperma pela uretra durante a ejaculação.

Quando os testículos aquecem demais, a produção do esperma cai, o que é mais uma razão para o uso do sexo oral: a Tigresa pode reduzir enormemente a temperatura nos testículos porque através da saliva eles recebem mais ar resfriado do que durante a relação sexual. Para adquirir a maior quantidade possível de sêmen do orgasmo do homem, ela mantém o pênis ereto levemente virado para baixo. Quando o pênis está duro, os tecidos eréteis estão cheios de sangue. A uretra está sob e entre esses tecidos, que estão ligados à próstata e ao osso púbico. Quando mais apertados são mantidos esses tecidos, mais dura é a ereção e maior a força da ejaculação, significando que maior quantidade de sêmen será ejetada.

Os testículos também produzem o hormônio testosterona, que é responsável pela quantidade e produção do esperma, e pela própria ereção. A testosterona é desenvolvida na glândula pituitária no cérebro que, entre diversos outros fenômenos do corpo, estimula a próstata e o órgão reprodutor masculino. A Tigresa usa maior excitação em suas seduções sexuais basicamente para assegurar o nível máximo da testosterona do homem. Além disso, mantendo os testículos esfriados com o ar e a saliva, ela garante um orgasmo bem mais intenso e maior quantidade de sêmen.

As células do esperma são da maior importância, pois elas carregam os elementos restauradores que a Tigresa procura. Segundo a bioquímica, o sêmen é quase inteiramente proteína pura, com enormes quantidades de fósforo, cálcio e vitamina C. Ele contém ainda propriedades antibióticas. De modo geral, o sêmen contém muitos dos micronutrientes necessários para a saúde do organismo humano, especialmente a pele e o cabelo.

O sêmen também carrega a testosterona, abundante no fluido seminal claro segregado pelo pênis antes da ejaculação. Não se sabe se este fluido pré-ejaculatório ou testosterona tem algum efeito curativo para as mulheres se ingerido, mas os taoístas o valorizam muito – chamam-no de Lágrimas do Dragão e o consideram muito eficaz para ajudar na restauração da juventude da mulher quando ingerido em grande quantidade. Assim, a produção desse fluido pré-ejaculatório é importante para a Tigresa e é uma das razões pelas quais ela tenta que o homem só ejacule em sua terceira sensação de orgasmo – pois quanto mais vezes ele for levado até perto do orgasmo, mais Lágrimas do Dragão são produzidas para seu uso.

Para os antigos taoístas, o sêmen e o sangue pareciam ser a mesma coisa: o sêmen era uma destilação do sangue. Um texto remoto alegava que quarenta e nove gotas de sangue equivaliam a uma gota de sêmen. Por esta razão, os taoístas procuravam preservar o seu sêmen, pois assim estariam preservando a própria essência da vida. Levando-se em conta os ingredientes do sêmen, esse antigo diagnóstico intuitivo talvez não esteja muito longe do que a bioquímica também descobriu sobre o sêmen.

A saliva

Quando o sumo do jade [a saliva] é refinado por meio do aprimoramento, ele se transformará num espesso elixir branco, nutrindo todo o organismo. Quando ele pode ser engolido como substância sólida, a imortalidade está perto. Assim como a essência do Dragão se transforma em jade quando cai no chão, o sumo de jade caindo no baixo abdômen [a terra simbólica do corpo] endurece com o qi, transformando-se no Elixir da Imortalidade.

– Manual da Tigresa Branca

A saliva é produzida na boca e na garganta pelas glândulas salivares ali localizadas. A saliva tem duas funções importantes: lubrificar e dissolver o alimento e, a principal, matar as bactérias com uma enzima chamada lisozima que ajuda a proteger as gengivas, os dentes, a língua, o palato e a garganta.

Os taoístas acreditam que se a saliva é produzida em maiores quantidades e mais espessa ou, como diriam, refinada, quando engolida pode livrar o organismo de muitas doenças e, se aplicada à pele, pode tratar imperfeições.

Como já foi discutido, a saliva marca a primeira fase do desenvolvimento libidinal; para o taoísta, a produção de grandes quantidades de saliva assinala as energias restaurativas de nosso corpo. Os taoístas estavam certos nesse pressuposto porque a saliva estimula e é parte do sistema imunológico. Portanto, quando a saliva é produzida, atravessa o esôfago e desce pelo estômago e pelo sistema digestivo, a lisozima mata as bactérias apanhadas no muco e nos minúsculos pelos que revestem essas passagens.

Contudo, os taoístas vão muito mais longe em seus louvores e na aplicação da saliva. Ao ser refinada, a saliva se torna muito espessa e embranquece, parecendo-se muito com o próprio sêmen. Sabe-se que os taoístas subsistem com esta saliva refinada por longos períodos, vivendo de "ar e orvalho" (respiração e saliva), como costumavam dizer. Eles alegavam que era um catalisador para se atingir a imortalidade.

A Tigresa também produz uma quantidade muito grande de saliva ao fazer a felação, deixando que ela molhe seu rosto e seus seios, além de permitir que limpe seu esôfago e sistema digestivo. Por um lado, a saliva a protege de bactérias, e por outro, é utilizada para a rejuvenescer.

Os hormônios e o **QI**

Engolir de cima e estremecer embaixo junta o qi.
O refinamento contínuo desses harmonizará o qi.
Siga as tendências naturais de absorção e o qi circulará.
Quando o qi circula, uma iluminação acontecerá.
Os antigos diziam: "Engula o Dragão para movimentar o Tigre,
absorva o Dragão para iluminar o Tigre."

– Manual da Tigresa Branca

O *qi* tem dois significados básicos: respiração e energia vital. Os adolescentes têm maior capacidade de resistência e vitalidade porque sua respiração é naturalmente mantida bem baixo no abdômen, o que induz maior circulação do sangue e, por sua vez, melhora o fluxo do *qi*. Nos adultos, devido à tensão e ansiedade, a respiração sobe para a parte superior frontal do peito nos homens e para a parte superior das costas nas mulheres. Quando morremos, o fôlego sai da garganta em um último esforço desesperado para respirar a vida.

Os taoístas alegam que quando o *qi* é devidamente estimulado, o sangue terá um fluxo maior e será aquecido. O *qi* no sangue poderá então se movimentar livremente pelas artérias, veias e capilares e ligar-se aos tecidos que circundam os ossos. Com as células do sangue aquecidas, ele penetrará nos ossos, produzindo mais tutano. Os bebês têm ossos muito maleáveis devido ao elevado conteúdo de tutano. O taoísta procurava restaurar esta condição. Por isto todos os exercícios taoístas exigem a respiração abdominal.

Os hormônios são os produtos químicos produzidos nas glândulas endócrinas. Basicamente, eles se ligam às células que se aglomeram em torno dos vasos sanguíneos, das veias e dos capilares. Quando entram na corrente sanguínea, os hormônios são distribuídos para os diversos órgãos e tecidos do organismo. O único propósito das glândulas endócrinas é produzir hormônios que fazem o organismo funcionar correta e eficazmente. Sem elas, o organismo simplesmente se apagaria: morreríamos.

É necessário haver uma boa circulação do sangue e uma constante regeneração de células sanguíneas bem nutridas para que os hormônios se espalhem pelo organismo.

Para o taoísta, a ideia da produção hormonal tem certa semelhança com a produção do *qi*. Um aspecto da teoria do *qi* é que este é comparado a um oxigênio latente no sangue e nos tecidos, que aumenta a resistência e a vitalidade.

Embora os conceitos de hormônios e do *qi* compartilhem uma função comum, o tema do *qi* é bem mais amplo. Na visão taoísta, o *qi* é, em última análise, o que dá ânimo à vida, dando movimento e função ao corpo, à mente e, de modo geral, a toda a vida. Os hormônios poderiam ser considerados motivadores da vida, mas ainda precisam do *qi* para serem ativados.

A puberdade e a força do embrião

O qi é mais forte na puberdade. Nos homens o qi começa a se dispersar a cada emissão do ching.
Com as meninas, o qi é reforçado a cada excitação do ching.
Ao nascer, nos tornamos prisioneiros da terra com um berro, e assim o qi entra em nosso organismo pela boca. Quando morremos, soltamos um suspiro, e o qi escapa de nosso corpo também pela boca.
Hsi Wang Mu disse: "O segredo para a imortalidade é jamais permitir que o qi desapareça. Por meio da constante absorção e ingestão da energia sexual, do fôlego e da saliva, o qi está sempre sendo preservado e refinado, assim como também serão preservadas a juventude e a longevidade.

– Manual da Tigresa Branca

Normalmente as meninas atingem a puberdade cerca de um ou dois anos antes dos meninos, entre os onze e os quinze anos. O que desencadeia essa mudança e a transformação sexual é o desenvolvimento dos ovários, que passam a liberar os hormônios estrogênio e progesterona. Em geral há um período de um ou dois anos em que as meninas têm menstruação leve e esporádica, que depois entra num ciclo regular de vinte e oito dias.

Durante a puberdade, aparecem pelos macios sob os braços e em torno da vagina, os seios se desenvolvem, os quadris aumentam e a cintura afina. O útero também se expande e a menina começa a ter sensações sexuais. Quando seu ciclo menstrual entra num ciclo mensal, ela estará pronta para a reprodução.

O aumento dos ovários é produzido por dois hormônios específicos segregados pela glândula pituitária e pelo hipotálamo na corrente sanguínea: um hormônio que estimula os folículos e um hormônio luteinizante. Quando os níveis desses hormônios sobem o suficiente, os ovários aumentam e começa a ovulação.

Durante o estímulo sexual a mulher produz grande quantidade dos hormônios estrogênio e progesterona, que estimulam suas secreções sexuais de modo muito parecido com o das glândulas salivares ao produzirem a saliva e, como a saliva, sua função é lubrificar e matar bactérias na vagina.

A Tigresa vê essa fase do desenvolvimento do ovário e da puberdade como a primeira etapa no rápido processo do envelhecimento. Em vez de se empenhar na relação sexual e na reprodução, que apenas criariam mais processos de envelhecimento, ela se abstém da relação sexual e volta à fase libidinal do oralismo para estimular sua memória corporal da juventude e assim ativar o que os taoístas chamam de força do embrião. Talvez seja o que a ciência descobriu recentemente e chamou de "células do embrião". Conforme envelhecemos, perdemos mais dessas células a cada ano, até que finalmente não resta nenhuma e o organismo já não consegue funcionar.

A Tigresa acredita que durante a puberdade e o aumento dos ovários, essa força do embrião está no auge, e ao se envolver em relações sexuais, diminui. Essa ideia não está muito distante do que a ciência moderna está descobrindo agora.

Quando envelhecemos, o cabelo embranquece porque os pigmentos ressecam; nossos ossos se tornam quebradiços por falta de cálcio, os olhos enfraquecem, a audição diminui, testículos e ovários secam, nossa altura diminui, nossos sentidos e nossos músculos enfraquecem e perdemos o desejo sexual.

A Tigresa vê essa morte como resultado da perda da força do embrião e os seus métodos visam basicamente restaurá-la e preservá-la. A ciência hoje também diz que envelhecemos porque perdemos as células do embrião e está esperançosa com a colheita dessas células no laboratório, para depois obter a restauração de órgãos ou tecidos danificados. A Tigresa procura estimulá-los naturalmente dentro de si mesma.

A redução menstrual

Quando o fluxo carmesim se torna como orvalho, sua juventude é restaurada.
Quando a lua retorna quase invisível, a beleza dela irradia.
Quando a Mulher Misteriosa preserva o Vale do Espírito, a imortalidade é obtida.

– Manual da Tigresa Branca

Nos homens, o esperma e a testosterona são produzidos nos testículos. Nas mulheres, os óvulos e a progesterona são produzidos nos ovários. Os taoístas associam esses processos com a produção do *ching*, ou energia sexual. Se um homem pratica a retenção do sêmen e a mulher a redução menstrual, a energia resultante é absorvida nos rins ou, mais precisamente, nas glândulas adrenais que estão diretamente acima dos rins – que os taoístas chamam de Portões da Vida. A retenção do sêmen e a redução menstrual aquecem os rins e as glândulas adrenais, que então excitam o *ching*, e fazem com que ele suba pela espinha dorsal e chegue ao cérebro, criando a Iluminação da Mente.

Antes de ir muito longe neste assunto, devo esclarecer rapidamente o que são as ideias de retenção do sêmen e redução menstrual (a diminuição do fluxo menstrual). Em primeiro lugar, a retenção do sêmen significa que o homem procura a estimulação sexual mas renuncia à experiência da ejaculação. No momento imediatamente antes do orgasmo, ele impede a ejaculação e mentalmente faz o sêmen voltar para dentro de seu organismo – para dentro dos rins. Como um garotinho que acaba de descobrir a masturbação, ele não ejacula, mas atinge uma sensação de energia muito maior.

A redução do fluxo menstrual é buscada para restaurar e atingir a condição experimentada pela mulher em suas primeiras menstruações. É durante este período que ela sente os seios crescendo, a cintura afinando, os quadris aumentando e o desejo sexual. Também é o momento em que ela começa a ovular e inúmeros hormônios saudáveis começam a se espalhar pelo organismo. Essas primeiras sensações da ovulação proporcionam uma impressão muito maior de energia, e a menstruação normalmente é esporádica e leve. Os maus efeitos da menstruação, como as oscilações de humor e o inchaço, ainda não são totalmente aparentes.

A Tigresa visa reduzir o fluxo e a duração do período menstrual. Por meio do estímulo de seus hormônios e secreções sexuais, o fluxo menstrual e sua duração podem ser reduzidos gradualmente com o tempo – passando, por exemplo, de cinco para três dias. Quanto mais o *ching* (significando em parte estrogênio e progesterona) da Tigresa é estimulado e liberado, maior a redução de sua menstruação.

Assim, para o homem, *retenção do sêmen* significa estimular sexualmente a ejaculação mas detê-la logo antes do orgasmo, visualizando a energia do orgasmo indo para os rins e depois subindo pela espinha dorsal e penetrando no cérebro, criando a iluminação do efeito do cérebro. É a liberação das secreções sexuais da mulher que estimula a ascensão de sua energia sexual dos rins para o cérebro para criar o efeito de iluminação. Como o orgasmo do homem tem uma tendência natural a movimentar-se para cima e para fora, ele deve impedir que a ejaculação aconteça, fazendo com que mental e fisicamente ela volte para o corpo. Contudo, o orgasmo da mulher tende naturalmente a se movimentar para baixo e para dentro, de modo que a liberação de suas secreções sexuais pelo orgasmo naturalmente levará sua energia sexual de volta ao corpo. Resumindo, por uma tendência natural o homem se livrará e dispersará sua energia sexual, mas a mulher a preservará. Por isso, o processo pelo qual cada um dos dois fará o *ching* voltar ao cérebro é idêntico, só que as mulheres não precisam preocupar-se física ou conscientemente com a retenção de secreções sexuais. Para o homem, é prejudicial desperdiçá-las, para a mulher é benéfico.

A ideia implícita é que a mulher enxerga mentalmente a energia de seus ovários indo para os rins. Como seu orgasmo já se movimenta para dentro e para baixo, a capacidade de dirigir sua energia sexual de volta aos rins é bem mais fácil para a mulher do que para o homem, que terá de inverter todo o caminho para cima e para fora de seu orgasmo. Além do mais, como as secreções da mulher não são iguais ao sêmen, ela não precisa empenhar-se em sua preservação como o homem. Sua liberação, ao contrário, ajuda na saúde e na restauração da mulher. Assim, ela solta seu orgasmo e suas secreções sexuais ao máximo, o que a ajuda a atrair mais energia sexual para os rins.

O *ching*, ou energia sexual, não é totalmente hormonal, mas antes uma energia que pode excitar ou estimular os hormônios – e isto acontece com os hormônios adrenais. Os rins são os principais filtros de nosso sangue; os taoístas sempre os consideraram os repositórios de nossa energia sexual (*ching*).

Os hormônios adrenais criam o que é chamado de reação de fuga ou luta quando nos amedrontamos, mas eles também podem criar a reação do "super-homem". Nos dois casos, essas reações adrenais tomam conta do sistema nervoso. Em parte, quando a energia do orgasmo é somada à reação adrenal, pode ocorrer um poderoso estímulo e sensação na mente – em essência, uma grande quantidade de ching (energia sexual) é produzida e enviada por todo o organismo. Durante essa experiência sexual intensificada, a Tigresa também pode absorver a energia sexual do homem.

A absorção da energia sexual masculina (Tsin Ching)

> *A substância ching (secreções sexuais) é aquecida pelo qi (respiração) e assim a água (saliva) é produzida. Cada um se torna parte do elixir, então enrijecido e engolido. Quando todo o enfoque desse ato de convergência ocorre dentro da Passagem Misteriosa (o terceiro olho), resulta um embrião de espírito.*
>
> *Esse embrião confere então juventude e longevidade.*
>
> **– Manual da Tigresa Branca**

Dentro do cérebro existem três áreas que podem nos ajudar a compreender melhor o que uma Tigresa Branca sente em seu estado de absorção. Essas áreas são a pituitária, o hipotálamo e o córtex sensorial.

Para compreender melhor a experiência da Absorção da Energia Sexual do Homem, é preciso primeiro esclarecer os processos neurológicos que ocorrem durante o duplo efeito simultâneo da hipersensibilidade dela e do orgasmo intensificado do homem.

Algumas mulheres me informaram, depois de escutar a experiência da absorção, que tiveram experiências semelhantes durante e depois do orgasmo. A maioria dessas mulheres alegou que isso ocorrera apenas no início de sua adolescência ou aos vinte e poucos anos de idade, em suas primeiras experiências sexuais.

Para a Tigresa, a absorção não é uma experiência inteiramente espiritual, mas é também uma experiência física. Ela considera esta experiência uma ponte sobre a qual passar do físico ao espiritual ou, na linguagem taoísta, da mortalidade à imortalidade. Por isso, a experiência da absorção é a meta primordial em que se concentram todas as Tigresas.

Antes dessas explicações comparativas, devo deixar claro que a fisiologia e a psicologia ocidental explicam apenas em parte alguns aspectos da absorção das experiências da Tigresa Branca. Como não existe nenhum estudo real sobre isto, é bastante difícil apresentar uma comprovação concreta para as experiências de absorção. Contudo, pessoas que atingiram estados mentais superiores na meditação e no ioga saberão a correlação da experiência de absorção da Tigresa.

A ciência ocidental até hoje não compreende muita coisa relacionada às práticas alquímico-místicas do Oriente. O pesquisador ocidental estuda as condições de outros seres humanos por meio de intensa inspeção física. Os pesquisadores orientais estudam a condição de si mesmos por meio de profunda introspecção mental espiritual.

As semânticas talvez sejam diferentes, mas podemos fazer diversas correlações entre as antigas ciências taoístas e as modernas ciências ocidentais.

Pouca diferença faz para quem está doente, por exemplo, se a sua doença é considerada um desequilíbrio químico, um vírus, um espírito maligno ou uma retribuição cármica. A única preocupação do doente é a cura, e o fato dessa cura ocorrer por meios espirituais ou materiais não tem muita importância para quem sofre. Mantendo essa "não-distinção" de espiritual e material em mente, eu gostaria de discutir rapidamente algumas das funções físicas e neurológicas do corpo e do cérebro e como elas se relacionam com a experiência da Tigresa.

O HIPOTÁLAMO E A GLÂNDULA PITUITÁRIA

O hipotálamo é muito importante para a glândula pituitária porque quando as pessoas têm relação sexual ou passam por um estado mental intenso, o hipotálamo estimula a segregação pela glândula pituitária dos hormônios chamados gonadotropinas, que por sua vez afetam as glândulas sexuais (o pênis, o escroto e a vagina, que abrange as glândulas e os seios). A ciência descobriu que as gonadotropinas também têm grande influência no retardamento do processo do envelhecimento – e que a ausência delas acelera esse processo. Embora recentemente tenham descoberto que é a glândula pituitária que produz a gonadotropina e outros hormônios que desaceleram o envelhecimento, eles não podem ser liberados a menos que o hipotálamo seja intensamente estimulado, induzindo a glândula pituitária a isso. O hipotálamo pode avisar a glândula pituitária para segregar esses hormônios singulares apenas durante intenso estímulo neurológico. Quando isto acontece, a glândula pituitária passa esses hormônios para as outras glândulas endócrinas, que por sua vez faz com que sejam distribuídos por todo o corpo.

A ciência médica moderna recentemente descobriu o que são chamadas "células do embrião" – células tiradas de órgãos de bebês. Segundo os pesquisadores, essas células podem rejuvenescer e restaurar órgãos e tecidos danificados num corpo adulto. Conforme envelhecemos essas células aos poucos perdem seus efeitos de preservação no corpo e seus órgãos e por isso começamos a envelhecer. A ideia é que, se as células de embrião fossem periodicamente injetadas em órgãos e tecidos danificados, o organismo poderia impedir drasticamente o envelhecimento.

Nos ensinamentos taoístas, a ideia de restaurar a juventude e atingir a imortalidade está na capacidade de restaurar o sangue e as células regressando à condição da juventude da pessoa. Os taoístas chamam esse processo de refinamento do *ching* (a essência sexual). As células de embrião e o *ching* têm grandes semelhanças. Os taoístas afirmam que, quando começa a dispersar o sêmen (outro aspecto do *ching*), o homem começa a envelhecer rapidamente é quando o ching se esgotar, ele morrerá. A ciência ocidental hoje está também chegando a essa visão, só que sem apreender a ideia de que as células de embrião não se dispersam por algum processo natural de envelhecimento mas pela dispersão sexual. Os pesquisadores ocidentais trabalham atualmente na busca dessas células de embriões humanos para que elas possam ser injetadas em adultos para impedir o envelhecimento e a deterioração de órgãos humanos.

Teremos de esperar um pouco para saber se funcionará mesmo. Na visão taoísta, o *ching* não apenas deve ser restaurado mas também preservado. A preservação do *ching* requer um refinamento.

Quando restaurado, o *ching* influencia o sangue e naturalmente recria essas células de embrião. Não obstante, o taoísta leva essa recriação do *ching*/células de embrião bem mais longe. Enquanto a ciência ocidental tenta reparar os danos do envelhecimento por meio de um processo de injetar células de embrião colhidas em determinada região do organismo que precisa de restauração, o taoísta vê o corpo inteiro como uma entidade – portanto, não vê apenas motivo para restaurar o corpo inteiro com o *ching*, mas também procura manter essa restauração através de um processo de preservação e refinamento.

O córtex sensorial

O córtex sensorial é a pequena faixa de matéria cerebral que envolve o cérebro entre o córtex motor e o lobo parietal. É a parte do cérebro que processa as sensações e as percepções físicas. Todos os nossos impulsos táteis, visuais, auditivos e olfativos são processados no córtex sensorial. O cérebro é, por assim dizer, dividido na porção superior, criando os lados direito e esquerdo. No meio, há uma espécie de fenda contendo a maior quantidade de líquido cérebro-espinal. A maior concentração desse líquido está na área onde ficava a nossa fontanela – o ponto macio do crânio – quando éramos bebês. Os taoístas acreditam que o endurecimento desse ponto marca o início do processo pelo qual começamos a distinguir os sentidos. Quando bebês, recebemos os estímulos mas não conseguimos distinguir ou ter alguma consciência de cada sentido.

Os taoístas se referem a esta área como a cavidade Pai Hui, em que durante estados de meditação intensa todos os sentidos se fundem e a mente poderia então perceber a clareza absoluta: a Iluminação da Mente, como eles denominam.

No taoísmo, esta área do cérebro seria estimulada tanto pela percepção da luz e energia sensível no alto da cabeça quanto olhando internamente para ela aumentando a sua percepção. Esta área era importante não apenas como recurso para restaurar a juventude e sentir a Iluminação da Mente, mas também porque era por onde o espírito deixaria o corpo na morte.

Quando o córtex sensorial é estimulado intensamente, a capacidade que o corpo tem de perceber, sentir e absorver sensações físicas e mentais é imensamente ampliada. Esta maior receptividade às sensações também resulta na reação do hipotálamo ao intenso estímulo sexual, que envia sinais à glândula pituitária para segregar gonadotropinas no sistema endócrino.

Essa condição ocorre apenas quando o cérebro experimentou alguma forma de estado de êxtase da concentração ampliada – e é a base para quase todas as experiências místicas descritas na meditação e nas práticas do ioga. Sendo a mais poderosa de todas as energias humanas, o sexo proporciona o melhor e mais eficaz recurso para experimentar esta hipersensibilidade.

Toda a espinha dorsal e o cérebro estão rodeados por fluidos cérebro-espinais e são protegidos por eles; os taoístas afirmam que esses fluidos proporcionam uma trilha para que a energia sexual armazenada chegue até o cérebro. A combinação do sangue aquecido e da energia sexual chegando ao alto da cabeça é o que causa essa experiência da iluminação. Tenha sempre em mente que essa área do fluido está à direita sobre o córtex sensorial.

A Tigresa e o taoísta procuram estimular a área do córtex sensorial. O método é um tanto diferente, mas o objetivo é o mesmo. A Tigresa atinge a Iluminação da Mente por meio da Absorção da Energia Sexual do Homem – algo que nos livros taoístas é chamado de Preencher o *Yin* com o *Yang*. O homem taoísta atinge a iluminação Revertendo a Energia Sexual para o Cérebro – ou Preenchendo o *Yang* com o *Yin*.

Por meio da concentração total ao estimular sexualmente o homem com a boca, a Tigresa pode chegar ao estado de hipersensibilidade que resulta em sua capacidade de perceber e absorver a energia sexual do homem e assim ter a experiência interior da iluminação. Os benefícios decorrentes são que o estímulo amplificado da pituitária e do hipotálamo os faz reagir em plena capacidade, liberando hormônios que podem restaurar sua juventude.

A EXPERIÊNCIA DO ORGASMO

Depois de discutir acima as percepções dos processos básicos da absorção, podemos examinar mais claramente a experiência e as sensações do orgasmo hipersensível.

Logo antes e imediatamente depois que a pessoa tem um orgasmo, a mente entra em um estado de hipersensibilidade tal que se torna intensamente consciente e sensível a tudo o que estiver em seu campo imediato de percepção e toque.

Durante o orgasmo a mente experimenta uma suspensão do tempo e todo o sistema nervoso traz toda a atenção unicamente para as sensações e as emissões das secreções sexuais. Em certo sentido, o sistema nervoso entra em curto-circuito. Quanto maior a intensidade do orgasmo, maior o curto, maior a sensação, a sensibilidade a as percepções.

O orgasmo também estimula intensamente o lobo occipital (que controla a visão) e paralisa o córtex motor (que controla o movimento voluntário). Durante um orgasmo, vemos e sentimos as coisas de modo otimista e perfeitamente concentrado. As cores são mais claras e a mente é inundada por imagens lúcidas. O corpo já não tem mais controle sobre o movimento voluntário, ele permite apenas os movimentos que levam à experiência do orgasmo. Até mesmo os centros da fala e da audição no cérebro estão amplificados.

Por causa dessa ampliação da audição, da fala e da visão, ocorrem muitas desordens sexuais quando um dos parceiros diz algo errado quando o outro está tendo o seu orgasmo. A mente está tão sensível nesse momento que insultos ou palavras desmerecedoras entram profundamente na consciência e podem afetar o desempenho sexual de uma pessoa daí em diante.

Depois do orgasmo o corpo reage como se houvesse sido tranquilizado. Isto acontece porque a glândula pituitária, que também controla os hormônios do sono, imediatamente envia esses hormônios para o sistema endócrino como proteção natural para que o organismo não tenha a sensação constante do orgasmo e da hipersensibilidade. As reações aos hormônios do sono são menos pronunciadas nas mulheres do que nos homens pois seus corpos e seus sistemas são mais bem equipados para manipular inúmeros orgasmos – e normalmente é preciso mais de um orgasmo para que a pituitária emita hormônios do sono ao sistema da mulher. Isto explica por que as mulheres podem estar energizadas mesmo depois de um orgasmo, pois ainda estão sendo afetadas pelas gonadotropinas.

Os homens podem ter muitos orgasmos até certo ponto, mas somente se o estímulo subsequente for intenso o suficiente e se houver tempo suficiente entre os orgasmos e o novo estímulo, o período necessário para o desgaste dos hormônios do sono. A intensidade do primeiro orgasmo determina a quantidade de hormônios do sono enviados da glândula pituitária para o sistema.

Nos homens que ejaculam com frequência, os hormônios do sono têm cada vez menos efeito conforme envelhecem. Para testar a teoria desses hormônios do sono, um homem deve deixar de ter qualquer ejaculação durante duas semanas. Depois disso, quando ejacular, ele mal conseguirá manter os olhos abertos. Esses hormônios do sono são essenciais na restauração da juventude do homem, por isso ele não deve ejacular frequentemente. Assim, quando ele ejacular, esses hormônios terão maior efeito sobre seu sistema endócrino.

A Tigresa não se beneficia apenas de seu próprio orgasmo, mas também do de seu parceiro. Ao intensificar o orgasmo de um homem, ela consegue entrar em um estado receptivo amplificado com o qual absorverá o orgasmo e a energia sexual dele. Ela consegue isso concentrando-se totalmente em deixar o homem o mais estimulado e com o pênis o mais rijo possível, e depois se concentrando inteiramente no clímax dele – o que significa que ela dedica toda a sua atenção em fazer o sêmen jorrar do pênis.

Segurando-o a centímetros de seu rosto, ela olha diretamente para a cabeça do pênis no instante em que o sêmen é ejetado e imagina a energia daquele orgasmo penetrando diretamente na parte superior e atrás de sua própria cabeça.

Depois, ela fecha os olhos e os rola para trás e para cima como se quisesse olhar para a parte mais alta de seu próprio cérebro. Toda a sua atenção está voltada para a sensação do sêmen cálido em seu rosto. Com a cabeça do pênis em sua boca, ela o suga por nove vezes (muito devagar e sem nenhuma pressão) imaginando a energia do pênis sendo atraída para a parte de trás de sua cabeça.

A Tigresa usa toda a sua imaginação neste exercício. A imaginação é uma das ferramentas mais poderosas que os seres humanos têm para funcionar no mundo.

O raciocínio racional é que destrói o poder da imaginação. A Tigresa Branca usa a imaginação e por isso ela consegue sentir a energia sexual como algo material. Devemos lembrar que qualquer coisa criada neste mundo primeiro se materializa a partir de uma ideia – não de uma substância física.

As Tigresas também imaginam e se sentem obtendo a juventude e a imortalidade – e simplesmente sabem que isto acontecerá. Usando a imaginação, a Tigresa consegue intensificar seu orgasmo e o de seu parceiro recriando as condições físicas e mentais da adolescência.

A Tigresa mantém e aperfeiçoa a intensidade de seus encontros sexuais usando homens diferentes, a quem se refere como Dragões Verdes. Ela os usa para evitar tornar-se complacente em relação ao estímulo ou à rotina – a consequência negativa de um parceiro de muito tempo, com quem a intensidade em geral diminui cada vez mais. Com apenas um homem, suas necessidades sexuais tenderiam para o sexo reprodutor e não recreativo. Uma vez perdido o aspecto recreativo, ela não conseguirá penetrar no aspecto transformador. Ela também usa outros homens para excitar seu parceiro primordial, o Dragão de Jade, com o voyeurismo, para que ele consiga igualmente aumentar a intensidade do orgasmo. O oralismo e o exibicionismo aperfeiçoado da Tigresa estão voltados para a criação do estímulo da energia sexual e da experiência maior da hipersensibilidade para absorver a energia sexual.

A intensificação do orgasmo sexual é portanto essencial para a restauração, preservação e refinamento da juventude da Tigresa. Sob esta luz, o sexo é o remédio da Tigresa.

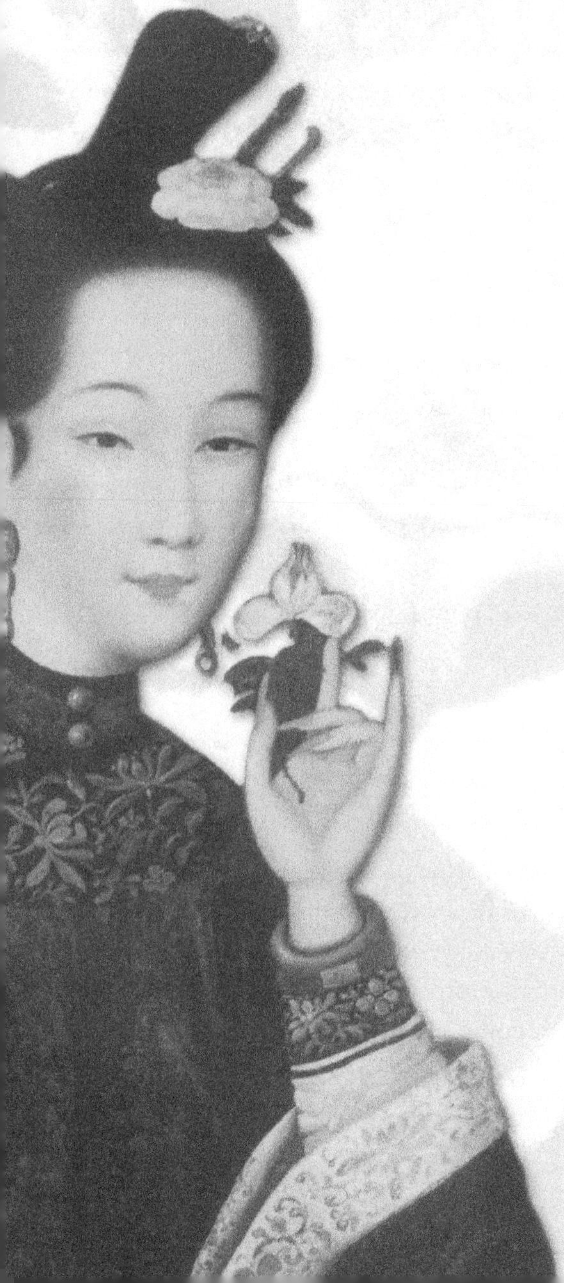

Parte DOIS

A tríade sexual

情

三

A Tigresa Branca
(Bai Hu)

白
虎

Esta seção do livro trata das definições e propósitos da Tigresa Branca, do Dragão Verde e do Dragão de Jade, concentrando-se ainda nas etapas das regras da Tigresa para a prática e questões relacionados ao envolvimento nessa prática.

Primeiro a Tigresa aprende com sua mãe a sobreviver.
Depois, terá três caminhos para iniciar sua caçada.
Não importa por onde vá, sua presa é o Dragão Verde.
Ela reúne as essências do Dragão e do Tigre.
Quando as essências se fundem, o embrião do espírito se manifesta.
O embrião do espírito a transporta para a Abóbada Celestial,
onde Hsi Wang Mu alegremente doa o Pêssego da Imortalidade
para sua nova filha.

– Manual da Tigresa Branca

Os Quatro Portões

Na sequência, veremos quais são as quatro categorias de Tigresas em treinamento. O primeiro tipo, a Tigresa Iniciante, era a maneira mais tradicional por meio da qual a mulher começaria seu treinamento. As três categorias restantes – Tigresa Perambulante, Tigresa Entocada e Tigresa Atrelada – eram três diferentes abordagens da maneira como ela poderia viver e praticar suas artes. Não importa a categoria escolhida, ela teria de praticar durante três anos inteiros antes de se tornar uma Tigresa iniciada.

A Tigresa Iniciante

Tigresa Iniciante é uma expressão usada para designar uma Tigresa em treinamento. Uma Tigresa Iniciante não precisava praticar com um Dragão Verde nem selecionar um Dragão de Jade. Ela se preparou para a prática passando um período de treinamento de seis meses. Sua instrutora teria providenciado substitutos com quem ela pudesse se exercitar.

Durante o primeiro mês desse período, a nova Tigresa começou aprendendo as Regras Disciplinares e os Exercícios de Restauração. Depois, passou o segundo mês estudando a filosofia, as técnicas e as artes sexuais da Tigresa Branca. O básico da absorção também é ensinado durante esse mês.

No terceiro mês ela começou o treinamento nos exercícios de *kung fu*.

No quarto mês, aprendeu as técnicas de massagem. O quinto e o sexto mês eram reservados para a revisão de todo o treinamento e para prepará-la para o papel de Tigresa Perambulante, Tigresa Entocada ou Tigresa Atrelada.

Tradicionalmente, a maioria das mulheres começou assim, o que lhes permitiu aprenderem tudo sobre essas artes antes de entrarem no período de três anos de prática por conta própria ou com um Dragão de Jade. Em geral os Dragões de Jade preferiam que a Tigresa completasse o período de treinamento antes de fecharem todos os acordos com ela. Uma Tigresa Iniciante precisava ter ou um patrocinador ou os recursos com que se sustentar durante o treinamento. Às vezes esse sustento vinha de seus próprios recursos, de um Dragão de Jade que a acompanhava, de um benfeitor ou, como discutiremos mais adiante, até mesmo da instrutora (ou instrutor).

Por fim, a mulher que a instrutora aceitava para treinamento deveria ser prestativa, respeitadora e confiável. As instrutoras só podiam ensinar a umas tantas alunas em determinado momento, de modo que o tempo era muito valioso para elas. Como não recebiam dinheiro para ensinar, era difícil manterem muitas alunas. As instrutoras imediatamente dispensavam alunas que mostrassem preguiça, desrespeito ou que não fossem confiáveis.

Essas exigências no comportamento das alunas não se baseavam numa autoridade egocêntrica da instrutora, mas eram necessárias para que esta pudesse confiar à aluna segredos muito antigos. A capacidade que a aluna tinha de receber esses segredos dependia unicamente de sua sinceridade, de seu comportamento e da sua disposição de aprender.

A Tigresa Perambulante

Como a tigresa que vagueia pela floresta e volta para verificar sua caverna, esse tipo de Tigresa Branca vivia por conta própria e apenas de vez em quando consultava a instrutora – em geral, a cada três meses ou quando sentia que precisava aconselhamento.

Uma Tigresa Perambulante poderia começar como Tigresa Iniciante, passando pelos seis meses de treinamento antes de estar livre para praticar por conta própria ou, se a instrutora sentisse que ela fosse capaz, poderia ao mesmo tempo praticar e aprender por conta própria. Esse tipo de Tigresa Perambulante se aconselhava de modo intermitente com a instrutora para aprender tudo o que fazia parte do treinamento – mas fazia isso num período de três anos de prática em vez de seis meses intensivos.

Tigresa Perambulante é uma expressão aplicável apenas às mulheres que praticavam por conta própria, sem nenhum Dragão de Jade. Elas deviam providenciar seu próprio sustento. Hoje, algumas Tigresas trabalham, algumas fazem massagens para obter recursos.

A Tigresa Entocada

Como uma tigresa que segue um macho por um longo período para continuar copulando, uma Tigresa Entocada praticava e vivia com um Dragão de Jade. Neste caso, ela também continuaria a se encontrar com a instrutora a cada três meses. Poderá ter sido antes ou se tornar mais tarde uma Tigresa Perambulante.

Uma Tigresa Entocada fecharia um contrato de três anos com o Dragão de Jade e sua instrutora.

Algumas Tigresas Entocadas eram completamente sustentadas por seus Dragões de Jade, outras trabalhavam, mas estas não precisavam usar seus ganhos para sustentar o Dragão de Jade. Em geral, as Tigresas Entocadas economizavam seus ganhos para quando terminasse o contrato e elas estivessem por conta própria.

A Tigresa Atrelada

Como um tigre capturado na selva e solto em uma área protegida, ser uma Tigresa Atrelada era a melhor maneira de se tornar uma Tigresa Branca.

Uma Tigresa podia decidir, depois de seu período de seis meses de treinamento ou durante seus primeiros três anos de prática, que não gostaria de se separar de sua instrutora – e pediria para estar simbolicamente presa a ela. Isto poderia acontecer quer o instrutor fosse um homem ou uma mulher, mas era raro, porque esse instrutor – um Dragão de Jade, por exemplo – teria de prover todos os recursos para o sustento financeiro dela.

Havia três situações para o atrelamento: (1) A mulher que pedia treinamento como Tigresa Iniciante ao mesmo tempo pedia para ser atrelada ao instrutor ou instrutora, o que aconteceria por um período de três anos. (2) Durante seus primeiros três anos por conta própria, uma Tigresa Perambulante podia pedir para ser atrelada ao instrutor; neste caso, permaneceria assim pelos anos restantes. (3) Depois de ser uma Tigresa Branca plenamente iniciada por nove anos tendo um Dragão de Jade por três desses anos, ela poderia se tornar a Tigresa Atrelada dele. Neste caso, seria um contrato para toda a vida, de modo que normalmente eles também se casavam. Encontrar e seduzir homens era muito difícil na China antiga, por isso um Dragão de Jade era ideal para a Tigresa. Ele compreenderia e apoiaria suas artes, além de ajudá-la a encontrar Dragões Verdes adequados.

A diferença e a exceção para uma Tigresa Atrelada é que ela não buscava Dragões Verdes como uma Tigresa Perambulada ou uma Tigresa Entocada. Todos os encontros dela com seu Dragão Verde eram arranjados pelo Dragão de Jade ou pelo instrutor ou instrutora. Esta regra existia por três razões:

1. Por temperamento, procurar o Dragão Verde causava muita angústia para algumas mulheres que, por isso, preferiam ser uma Tigresa Atrelada para que os Dragões Verdes lhes fossem providenciados.

2. Quando uma Tigresa se tornava uma Tigresa Atrelada a sua instrutora ou instrutor, ela já não precisava mais se encarregar de sua própria prática. Seu programa e todos os encontros com os Dragões Verdes seriam arranjados pelo instrutor/a.

3. Tigresas Brancas que houvessem completado nove anos de prática procuravam se tornar Tigresas Atreladas a um antigo Dragão de Jade por segurança financeira ou porque simplesmente desejavam levar uma vida de submissão. Em geral as Tigresas Brancas eram incentivadas a casar e ter filhos no final de seus nove anos.

Madame Lin tinha cinco Tigresas Atreladas durante o tempo que passei com ela. As cinco a ajudavam no ensino e nos negócios, faziam massagens e viajavam com ela quando surgia uma ocasião. As instrutoras eram muito cautelosas com relação a isso, porque havia um peso financeiro e problemas de ligação emocional que poderiam prejudicar as suas práticas.

Tornar-se uma Tigresa Atrelada era considerado uma honra, pois era a relação máxima no aspecto submisso das artes da Tigresa Branca. Tanto a Tigresa Atrelada como sua instrutora tinham de adotar muitas regras de comportamento para esse tipo de relacionamento.

Para se tornar uma Tigresa Branca

Como é que uma mulher entra atualmente no caminho de uma Tigresa? É mais uma questão de costume encontrar a mulher do que ela sair para procurar o homem. Como a sociedade da Tigresa Branca em geral é secreta, é bastante difícil qualquer mulher simplesmente se tornar uma Tigresa Branca. A Tigresa Branca Tomiko foi generosa, e contou a história de como começou.

> Quando eu tinha uns dezessete anos e ainda morava no Japão, lembro de ter ouvido meu pai falando com um professor taoísta certa noite lá em casa. Meu pai era professor em uma importante universidade e sempre recebíamos muitas pessoas assim para jantar e conversar até altas horas.
>
> Naquela conversa, lembro que meu pai falava sobre algumas sociedades sexuais associadas ao taoísmo. Aos dezessete anos, a palavra "sexo" chamou imediatamente a minha atenção e lá do meu quarto espichei os ouvidos.
>
> Aquele taoísta fez uma referência a diversas ordens taoístas de mulheres e a uma sociedade de mulheres que praticavam técnicas especiais criadas pelas cortesãs na China; elas teriam uma linhagem que ia até Hsi Wang Mu e usavam o sexo oral para permanecerem jovens e outras técnicas secretas para obter a imortalidade. Aí eles realmente chamaram a minha atenção, pois eu e minha amiga tínhamos grandes conversas íntimas sobre sugar o pênis dos homens. Depois, o taoísta contou a meu pai que uma imortal ensinava em Taiwan.

Meu pai perguntou se ele achava que eram legítimas ou se eram apenas mais um desses grupos de sexo que se escondiam sob o disfarce do taoísmo. Lembro muito bem que o taoísta riu, respondendo: "Legítimas? Muitíssimo – mas são muito secretas e não é fácil levá-las a público."

Meu pai perguntou se era possível aprender aqueles métodos. O taoísta respondeu bruscamente: "É muito arriscado um homem olhar para dentro da boca de uma tigresa." Então meu pai disse – na hora, eu não conseguia acreditar que ele estava dizendo isso pois era sempre cheio de conveniências e dignidades: "Minha mulher e eu gostaríamos de entrar em contato com essa mulher, pois há muito queríamos praticar uma forma legítima do taoísmo."

O taoísta respondeu: "Não seria muito aconselhável. Entrar em contato com ela seria como puxar os bigodes de um tigre. Só se pode fazer isso quando eles estão mortos." Os dois riram e minha mãe interrompeu a discussão, entrando com o chá.

Eu havia esperado que eles falassem mais sobe sexo, mas minha mãe me chamou para ajudar com os pratos e não escutei mais nada.

Durante meu último ano na universidade, quando morava nos Estados Unidos, resolvi estudar o taoísmo, especialmente a área dos métodos de tratamento natural e a filosofia, interesse criado por meu pai, ainda no Japão. Por sorte, encontrei o dr. Chen e consegui entrar no curso dele.

Estudei com o dr. Chen bem mais de um ano e nos tornamos bons amigos. Quando tinha de fazer uma viagem rápida de uma semana, ele me pedia para digitar alguns dados enquanto estivesse fora e dizia que eu poderia usar seu computador e seu estúdio. Eu sempre gostava de ajudar no seu trabalho, especialmente com relação a livros, porque normalmente significava que eu leria coisas que ninguém mais tinha visto.

Certa noite fiquei até tarde digitando um trabalho; a certa altura me senti cansada e resolvi fazer uma pausa. Bom, comecei a bisbilhotar e remexer nos arquivos dele. Para falar a verdade, eu já tinha visto em cima da sua escrivaninha uma pasta com informações sobre tratamentos com ervas para mulheres e queria dar uma olhada. Mas antes, deparei com um pacote que fora despachado em Taiwan. A curiosidade tomou conta de mim e abri o pacote. Ele continha uma carta de uma mulher chamada Madame Lin, com um documento intitulado *Bai Hu* (Tigresa Branca), escrita por um americano. Animada, folheei as páginas rapidamente, para ter a certeza de que eu estava olhando exatamente para o que pensava que tinha nas mãos...

Peguei aquela enorme pilha de papéis e corri para o sofá para ler. Não conseguia acreditar que era exatamente o que eu escutara na conversa de meu pai com o sacerdote taoísta. Como? Como é que o dr. Chen podia saber dessa história? Ele jamais dissera uma palavra sobre qualquer coisa desse tipo, jamais. Por causa de nossa estreita amizade, senti que ele não confiava totalmente em mim. Contudo, também me senti culpada por estar lendo aquele manuscrito sem sua permissão. Independente dessas preocupações, li até as quatro da manhã e adormeci no sofá.

Nos dias que restavam da viagem dele, fiquei sem saber o que fazer. Eu tinha colocado na cabeça a ideia de perguntar se poderia aprender as artes da Tigresa Branca, mas... como? Eu devia ou não devia deixá-lo saber que havia xeretado seus arquivos e descoberto o pacote? Se lhe dissesse, talvez ficasse furioso e me mandasse embora – e eu jamais aprenderia. Se não dissesse nada, com certeza não aprenderia nada.

No dia em que ele estava para voltar, chorei, porque estava muito perturbada e confusa com o meu dilema. Eu tinha de aprender aquilo, mas sabia que poderia ter acabado com tudo justamente com a única pessoa que poderia me ensinar. Na minha cabeça passavam as ideias mais malucas para resolver o problema. Pensei que talvez pudesse chorar e pedir perdão por ter mexido naquilo para ele sentir pena e não ficar furioso. Quem sabe, simplesmente mencionaria o nome da Tigresa Branca e agiria como se soubesse de tudo aquilo, e pareceria realmente surpresa quando ele me contasse que também sabia... Nada do que eu pensava parecia funcionar. Eu não tinha nenhuma resposta e estava realmente perplexa.

Ele voltou naquela noite e foi para seu estúdio jogar algumas coisas fora. Eu estava ali datilografando. Nós nos cumprimentamos e conversamos sobre a viagem dele, sobre como as coisas estavam comigo.

Depois de uns dez minutos, ele foi sentar do outro lado de sua escrivaninha – e esfregando o rosto de um jeito que faz normalmente quando está para dizer alguma coisa que a pessoa talvez não quisesse ouvir:

– Bom... o que você achou daquela coisa da Tigresa Branca?

– Ãhh? – engasguei. – Você sabe?

– É claro – disse ele. – Deixei tudo no meu arquivo e sabia que você iria encontrar. Você é a minha aluna mais xereta.

Olhou para mim um bom tempo e depois disse:

– Com toda a certeza, se você realmente se dedicasse, daria uma Tigresa maravilhosa... Você é muito inteligente e esperta. Mas... você está contemplando nove anos de absoluta dedicação, nove anos de uma vida dupla, secreta, fazendo coisas que o mundo inteiro pensa que é imoral, experimentando coisas que as pessoas não entendem e tornando-se o que os outros não aceitam... Você está segura?

Me levantei e me afastei um pouco dele. Juntando as palmas das mãos num cumprimento, fiz três reverências, inclinando-me até o chão. Na última, disse:

– Por favor, seja meu instrutor.

Ele sorriu para mim e deu uma risada.

– Puxa, você às vezes é muito japonesa. Sempre sabe como me impressionar... mas não posso ser o seu instrutor. Teremos de encontrar uma verdadeira Tigresa Branca para ensinar você.

Três meses depois, uma Tigresa Branca entrou em contato comigo e meu treinamento começou.

A Tigresa Branca iniciada

Somente depois de três anos de boa prática e com o consentimento da instrutora é que uma Tigresa teria permissão para ser iniciada como uma Tigresa Branca completa. Ser iniciada significava que todas as áreas de suas artes haviam sido muito bem estudadas e por isso ela era confiável e poderia continuar sua prática e ensinar, se desejasse.

Então, haveria a cerimônia da iniciação. Depois da cerimônia, ela estaria por conta própria e poderia simplesmente praticar como bem entendesse e/ou iniciar sua própria linhagem e começar a ensinar. Uma

Tigresa Branca iniciada já não precisaria consultar sua instrutora e raramente voltaria a ter algum contato com a instrutora ou com outras Tigresas de sua linhagem.

A iniciação da Tigresa Branca era uma cerimônia secreta que durava três dias, consistindo em três cerimônias de iniciação, três transmissões sobre os ensinamentos finais da absorção e três cerimônias para receber os três emblemas da Tigresa Branca.

Uma vez encerradas todas essas cerimônias, ela ia embora como uma tigresa que abandonava a montanha em busca de seu próprio território, para nunca mais voltar. Depois disso, somente sua instrutora poderia tomar a decisão de entrar em contato com ela – e somente se envolvesse questões de grande importância. Essa desassociação era uma regra por duas razões: em primeiro lugar, incitava todas as Tigresas a praticar e aprender tudo o que pudessem durante os três primeiros anos pois sabiam que a orientação de uma instrutora chegaria ao fim. Em segundo lugar, isto proporcionaria tempo e liberdade para a instrutora seguir em frente, ensinando outras Tigresas.

Os símbolos e sinais de uma Tigresa Branca

Tradicionalmente, uma Tigresa Branca obtinha três emblemas de sua instrutora depois de completar devidamente um período de três anos de prática. O primeiro emblema era uma gargantilha especial, que representava a coleira de uma tigresa domada (confiável). O segundo, uma corrente de cintura com um frasco de jade na forma de um dente de tigre (às vezes era um dente verdadeiro) preso, contendo uma pérola de essência enrijecida – usada para dar proteção e sorte. O terceiro era uma pequena tatuagem especial sobre o monte de Vênus, que aumentaria seu poder. Essa tatuagem era considerada a honraria mais elevada, pois significava que aquela mulher havia recebido os ensinamentos superiores das iniciadas na absorção.

Fisicamente, uma Tigresa Branca mantinha cinco características distintas, que revelavam o sucesso na restauração de sua juventude: (1) cabelo liso muito comprido; (2) uma cintura muito fina; (3) lábios cheios, vermelho vivo; (4) unhas compridas pintadas (em geral de vermelho); e (5) monte de Vênus depilado.

Sexualmente, esses cinco aspectos ajudavam a assegurar a atração dos Dragões Verdes. O cabelo comprido atrairia os homens. A cintura fina também os excitaria. Os lábios vermelhos acentuariam seu oralismo. As longas unhas vermelhas da mesma forma excitariam um homem. O monte de Vênus depilado daria uma aparência mais virginal e juvenil. Para o exibicionismo, todas essas características faziam com que a atenção dos homens fosse muito mais eficaz.

Espiritualmente, essas características eram imitações da aparência das devas, as deusas do reino celestial, ou as imortais do paraíso. Para os chineses, a imitação de um ideal é igual ao ideal. Essa ideia é mais bem definida em um ditado do budismo chinês: "Se você está sentado como um Buda, nesse momento você é um Buda."

Deve-se observar que o que distingue uma Tigresa Branca são características muito comuns nas mulheres por toda a Ásia, mesmo as que nunca ouviram falar de Tigresas Brancas e não adotam seus métodos. O ideal da beleza nem sempre está apenas no olho do observador, como nos dizem. Existe uma beleza reconhecidamente universal. A Tigresa Branca procura esse ideal, como o fazem outras mulheres em muitas outras culturas em diferentes épocas.

Os três períodos do treinamento

Primeiro a lagarta se arrasta pela terra,
depois se suspende entre o céu e a terra num casulo.
Juntando a sua essência, ela emerge como borboleta e se liberta.

– Manual da Tigresa Branca

A Tigresa Branca passou por nove anos de prática, mas somente durante os três primeiros havia a exigência de se associar a sua instrutora. Esses três primeiros períodos de treinamento podem ser explicados mais ou menos assim:

- *Período da restauração.* Primeiros três anos, basicamente concentrado no refinamento do *ching* (energia sexual).

- *Período da preservação.* O segundo grupo de três anos, basicamente concentrado na acumulação do *qi* (energia vital e fôlego).

- *Período de refinamento.* Os últimos três anos, reservados quase inteiramente para o refinamento do *shen* (espírito e consciência).

Embora cada um desses períodos contenha aspectos dos outros dois, o período em que a Tigresa estivesse recebia uma ênfase maior.

O período da restauração

Durante o período da restauração, a Tigresa deveria restaurar completamente sua juventude e experiência através da absorção. Não era importante se ela o fizesse como Tigresa Perambulante, Entocada ou Atrelada. Ela teria de passar por esses três anos antes de ser iniciada como Tigresa Branca. Este período é o que o taoísmo normalmente chamava de regeneração sexual, em que seu *ching* – corpo e energia sexual – era plenamente restaurado.

Uma Tigresa Perambulante não precisava exercitar as Técnicas Transformadoras com um Dragão Verde durante seu período dos primeiros três anos. Se quisesse fazê-lo, pediria à instrutora um Dragão de Jade substituto ou teria de receber sua permissão para usar um determinado Dragão Verde.

Somente se fosse uma Tigresa Entocada ela se exercitaria nas Técnicas Transformadoras, e também somente se o seu Dragão de Jade desejasse empenhar-se nessas técnicas. Este primeiro período de três anos era inteiramente reservado para:

- Praticar todos os Exercícios de Restauração.

- Tornar-se competente em todas as estimulações sexuais.

- Treinar e obter a redução do fluxo menstrual.

- Familiarizar-se com as Técnicas Transformadoras.

- Concentrar-se na Absorção da Energia Sexual do Homem e ter a experiência da Iluminação da Mente em nove ocasiões diferentes.

O período da preservação

Durante o Período da Preservação, a Tigresa procurava manter sua juventude e avançar em sua experiência da absorção. Ela já não estava mais associada à instrutora, mas inteiramente por conta própria como Tigresa Branca e, se resolvesse, poderia ensinar Tigresas Iniciantes. Somente uma Tigresa Atrelada permaneceria com a instrutora ou instrutor durante esse período. No taoísmo tradicional, este período é chamado de alquimia espiritual, e nele o *qi* (energia vital e fôlego) e o *ching* (corpo e energia sexual) são plenamente desenvolvidos.

Neste período de três anos, a ênfase estava basicamente na realização no seguinte:

- Tornar-se competente em todas as Técnicas Transformadoras.
- Manter um esquema de prática constante dos Exercícios de Restauração que ela considerasse necessários e úteis.
- Começar a ensinar outras Tigresa como substituta de sua instrutora, se considerado necessário.

No passado, muitas Tigresas Brancas procuravam se tornar concubinas, consortes ou cortesãs – em termos atuais, amantes – durante esse período. A Tigresa tinha a opção de praticar suas artes de Tigresa Branca em segredo com seu benfeitor que, evidentemente, não se beneficiaria apenas de suas habilidades sexuais, mas também de sua beleza física e seu comportamento submisso.

Se ela preferisse casar ou ter filhos durante este período, era aconselhada a alterar a sua prática de Tigresa Branca e passar a se empenhar apenas em práticas que não estivessem em conflito com seus deveres de esposa e mãe. A não ser que se casasse com um antigo Dragão de Jade, ela jamais deveria discutir seu passado de Tigresa Branca com o marido.

O período do refinamento

Nos três anos finais da prática da Tigresa, todos os seus planos e preferências na prática estavam inteiramente por sua própria conta. Durante este período, ela basicamente procurava empenhar-se apenas nos Exercícios de Restauração que considerasse necessários e apenas nas Técnicas Transformadoras que sentisse garantirem seu refinamento como imortal. No taoísmo tradicional, este é chamado de "período de filosofia contemplativa", em que ela funde plenamente o sexual e o alquímico por meio da contemplação. Em palavras mais simples, ela funde seu corpo (*ching*) e fôlego (*qi*) com o espírito (*shen*).

Neste momento os Dragões Verdes não seriam mais necessários, mas muitas Tigresas Brancas, por generosidade, concederiam suas proezas sexuais a homens ou mulheres a quem se sentissem inclinadas a ajudar.

Essas Tigresas poderiam resolver ter um Dragão de Jade, um Dragão Verde confiável, um benfeitor do sexo masculino ou um marido com quem sustentar suas Técnicas Transformadoras.

No final de seus nove anos de prática, a Tigresa Branca poderia resolver continuar ensinando outras mulheres ou simplesmente entrar no mundo e levar sua vida como bem entendesse.

Questões e condições da Tigresa

A PREVENÇÃO DE DOENÇAS SEXUALMENTE TRANSMITIDAS

Não há nenhuma doença, mal ou pestilência para a qual a natureza e a mente não tenham prevenção e cura.
Os céus e os deuses não vêm para dar esses sofrimentos às pessoas, são elas mesmas que os atraem.
A Tigresa Branca não atrai nenhum mal, usando a natureza e sua mente para prevenir as doenças.
Ela não teme nenhuma doença e assim supera os espíritos que as disseminam.
Como a uma tigresa feroz na selva, nada ousa atacá-la.

– Manual da Tigresa Branca

A possibilidade de contrair uma DST – doença sexualmente transmitida – é uma preocupação realista, especialmente para qualquer pessoa que tenha muitos parceiros sexuais. As Tigresas são muito cautelosas e adotam inúmeras medidas preventivas para não contraírem as DSTs, pois têm muitos parceiros sexuais.

Contudo, as Tigresas não usam camisinhas, a não ser quando têm a penetração ou quando fazem o sexo anal. A princípio, isto poderá parecer estranho e perigoso, mas uma Tigresa precisa da aplicação física do sêmen, e as camisinhas evidentemente impedem essa aplicação. Uma Tigresa raramente permite que os homens ejaculem *dentro* de seu corpo – apenas *sobre* ele, o que em si torna seus encontros bem mais seguros do que a mulher comum.

Quando examinamos a maneira como a Tigresa se envolve no sexo, percebe-se claramente que ela o faz de maneira muito disciplinada e segura. Seus processos são ponderados e cautelosos; sem a menor dúvida, ela se concentra seriamente na segurança. Dadas as práticas sexuais das Tigresas, não se percebe imediatamente o quanto uma Tigresa é prudente quando tem sexo e na escolha de seus parceiros. Ela não é nada frívola ou irresponsável ao selecionar esses parceiros.

É muito interessante saber que, quando eu aprendia, Madame Lin observou que todas as mulheres a quem ensinava eram instruídas a tomar aspirina cerca de quatro vezes por semana, afirmando que isto as protegeria das doenças sociais. Admito que realmente não acreditei nisso – pelo menos até bem pouco tempo. Em um número da revista *Times* de agosto de 1999 havia um artigo indicando que um estudo de longo prazo comprovou que o revestimento usado em remédios sem receita, entre os quais a aspirina, tinha o estranho efeito de evitar as DSTs se tomados diariamente. Ainda me sinto perplexo quando penso que ela sabia disso catorze anos antes.

Na Ásia antiga, as DSTs não eram preocupação importante e por isso jamais são mencionadas em quaisquer detalhes nos textos – a não ser o costume de limpar o pênis com suco de pepino antes da atividade sexual. As Tigresas usavam o pepino não apenas como meio de higienizar o pênis de todos os vírus e bactérias, mas também para se excitarem – pois o odor do pepino era e ainda é considerado um afrodisíaco.

Os pepinos são muito ácidos e muitos vírus não conseguem sobreviver em meio ácido. Quando uma pessoa está pegando ou pegou uma gripe ou resfriado, o melhor remédio é comer pepinos ou mesmo *coleslaw**, pois ambos são muito ácidos.

As doenças sexualmente transmissíveis evidentemente são uma verdadeira preocupação nos dias de hoje; ninguém deve tratar sua prevenção de maneira superficial. Se levássemos a sério os noticiários, teríamos de acreditar que as DSTs estão se espalhando como a peste e que se alguém fizer sexo com qualquer outra pessoa que não seja o esposo ou esposa, certamente pegará uma doença. A verdade é que apenas uma pequena porcentagem das pessoas tem uma DST – menos de um por cento da população.

Quando se trata do sexo oral, a mulher tem quatro opções a fazer com o sêmen do homem: (1) dirigi-lo para longe de seu corpo; (2) dirigi-lo para seu corpo; (3) cuspir ou tirá-lo da boca; (4) engolir. A primeira e segunda são inteiramente seguras. (O sêmen exposto ao oxigênio não pode entrar na corrente sanguínea e transmitir o HIV.) A terceira opção é discutível em matéria de segurança – e a quarta apresenta o maior risco.

Para engolir o sêmen, a mulher tem de introduzir o pênis profundamente na boca no momento da ejaculação ou aplicar uma forte sucção na cabeça do pênis no instante em que o homem tem seu orgasmo – o que significa que nos dois casos não há nenhum oxigênio presente para neutralizar o sêmen infectado. Engolir o sêmen é algo que a Tigresa raramente consente fazer, pois não tem nenhum objetivo para ela com os Dragões Verdes – mas ela faria isto em determinadas técnicas transformadoras com seu Dragão de Jade.

Durante o orgasmo do homem, em muitos casos uma Tigresa terá sêmen em seus lábios ou na língua, mas há pouco risco de contrair qualquer coisa quando isto acontece porque o sêmen está exposto ao ar. Se, ao engolir o sêmen, tiver seus lábios apertados em torno do pênis na hora do clímax, a mulher terá um risco maior de contrair uma DST – mas se a sua boca estiver aberta no momento do orgasmo do homem e ela permitir que a maior parte do sêmen escorra de sua boca, o risco será imensamente menor.

Por fim, quando um homem apenas ejacula no rosto ou no corpo da mulher não há nenhum risco para ela – desde que não tenha nenhuma lesão ou

* *Coleslow:* salada de repolho, cenoura e aipo – crus e ralados, temperados com mostarda, creme de leite, pimenta do reino, pimentão, sal, açúcar e vinagre. (N.T.)

ferida aberta, permitindo que uma infecção penetre diretamente em sua corrente sanguínea. Isto é essencial para a prevenção de qualquer DST.

Das Tigresas com que entrei em contato, nenhuma jamais contraiu uma DST. Algumas dessas mulheres haviam estado com bem mais de cem homens e com muitos desses homens muitas vezes. Por que não contraíram uma DST, especialmente sendo bem mais ativas sexualmente do que as outras mulheres em geral? Isto acontece porque elas nutrem seu sangue e sistema imunológico para evitar os vírus, jamais ingerem o sêmen e investigam se o homem tem alguma DST.

As Tigresas atuais acreditam que a mulher contrai uma DST basicamente por falta de conhecimento do que deve ser examinado, pelo medo de contrair uma DST e de fazer perguntas diretas sobre o tipo de homem com quem têm sexo e, o mais importante, por deixarem o homem ejacular em sua garganta, ânus ou vagina sem proteção.

Como dão grande crédito ao hábito de nutrir o sangue e o sistema imunológico, elas ingerem diariamente uma fórmula de ervas criada especialmente para reforçar o sistema imunológico; um revestimento de aspirina ou remédio contra a dor; chá verde; dois copos de suco de laranjas frescas; meio copo de um suco de cenoura e salsa, e meio copo de suco de pepino; além disso, também ingerem alho, gengibre e pimenta todos os dias.

O regime alimentar da Tigresa é quase inteiramente livre de gorduras e laticínios e rico em proteínas. Ela evita a carne vermelha, por ser a que mais contém bactérias, e suplementa sua dieta com derivados da soja e frutos do mar. As Tigresas também praticam exercícios especiais de *kung fu* e *qigong* que desenvolvem o chamado *qi* protetor.

A Tigresa acredita seriamente que não se contrai uma DST – as pessoas na verdade abrem as portas e a atraem; querendo dizer que o sistema imunológico do corpo pode evitar qualquer coisa se exercitar as devidas medidas preventivas. Su Mei, uma Tigresa Branca, descreveu muito bem essa questão quando me escreveu:

> Se nos permitimos viver com medo de contrair uma doença sexual, esse medo muito provavelmente irá atraí-la. É exatamente o que acontece com a mulher que teme ser violada que às vezes atrai o violador, ou com o pessimista que sempre atrairá o azar. É muito melhor ser otimista em relação ao sexo do que viver com pavor dele. O sexo pode ser maravilhoso e seguro, mas não se formos ignorantes, irresponsáveis e vivermos com medo.

Houve muito progresso na prevenção e tratamento das DSTs nos últimos tempo; podemos ter a esperança de que nos próximos anos elas já não serão problema. Por enquanto preocupam e devemos todos usar o bom senso. Uma Tigresa se sente segura com suas atividades sexuais, usando e exercendo mais medidas preventivas do que a mulher comum. Seria inexato qualquer pessoa pressupor que a Tigresa está se arriscando.

QUESTÕES DE IDADE

Os registros mostram que tradicionalmente as mulheres começavam o treinamento como Tigresa Iniciante entre as idades de treze e quinze anos. Era considerada a época certa, pois os seios da menina começavam a se desenvolver, os impulsos sexuais se manifestavam e o ciclo menstrual iniciava. Começando neste ponto, antes de qualquer dano feito à sua juventude, ela poderia passar por cima de todo o Período de Restauração e começar o Período de Preservação imediatamente após seus seis meses de treinamento como Tigresa Iniciante.

Deve-se ter em mente que os hábitos e preceitos culturais daqueles tempos antigos na China exigiam que a garota se casasse ou se tornasse concubina por volta dos quinze anos de idade. Em especial, as meninas que aprendiam para serem cortesãs tinham de estar prontas para assumir sua posição em uma tenra idade, assim como o treinamento das gueixas no Japão começava no início da adolescência. Como o treinamento da Tigresa Branca seria mais para tornar-se o ideal taoísta de uma imortal do que uma boa cortesão, quando mais cedo a garota começasse melhores as chances de chegar a esse ideal porque assim não precisaria passar por um Período de Restauração.

A Tigresa Branca concordava que uma virgem que iniciasse seu treinamento poderia dispensar as dificuldades de um Período de Restauração. No entanto, se não fosse virgem, a mulher teria de empreender os três anos inteiros das práticas de Restauração. As que podiam começar em tenra idade eram mais capazes de manter a aparência juvenil quando envelheciam. Ao chegar aos cinquenta anos, por exemplo, essas mulheres pareceriam ter vinte a trinta anos menos. Portanto, quanto mais cedo a mulher iniciasse o treinamento, mais facilmente retardaria o envelhecimento.

Ingenuamente, muitas jovens se ligavam ao primeiro homem que afirmasse estar apaixonado. Elas não sabiam se estavam realmente apaixonadas. A sociedade e a família faziam pressão para as mulheres se casarem e terem filhos muito antes de terem alguma noção do que fosse felicidade, compromisso e amor. Para a Tigresa Branca, amor, compromisso e felicidade não eram apenas ideias ou sonhos de garota, mas conquistas alcançadas por meio de esforço e disciplina.

Outrora, uma Tigresa Branca começava então seu treinamento por volta dos catorze anos, para poder limitar esse treinamento a seis anos, em vez de nove. Assim, ao completar vinte anos, ela poderia decidir se casar e ter filhos. O leitor moderno não deve julgar duramente essa tradição. Quase todas as culturas na história consideravam que, ao começar a menstruar, a mulher estava pronta para se casar e para o sexo.

A maioria das culturas hoje ainda pensa assim mesmo. Quase todos os ensinamentos espirituais e religiosos também afirmam que é melhor um menino entrar num monastério ou as meninas num convento por volta dos catorze anos, porque o treinamento espiritual é bem mais fácil e mais eficaz se a criança não foi tocada pelas questões profanas e pelos desejos sexuais. Eu poderia continuar e apresentar dezenas de exemplos de culturas atuais que ainda têm o costume do casamento em idade muito jovem. Para os ocidentais, isto cria todo o tipo de dificuldades e preocupações. As Tigresas Brancas estimulavam as meninas a começarem cedo, mas jamais exigiam. Tradicionalmente, nenhuma garota poderia começar seu aprendizado se não satisfizesse os seguintes requerimentos...

Em primeiro lugar, ela deveria *querer* ser uma Tigresa Branca e fazer o pedido a um instrutor ou instrutora, pessoalmente ou por carta. Na maioria dos casos, uma Tigresa Branca apresentava e recomendava uma candidata a sua instrutora. Como praticamente todas as Tigresas Brancas eram ou haviam sido concubinas, cortesãs ou consortes, pedir para aprender ou ter o patrocínio de uma Tigresa Branca praticante era a única exigência. Nos últimos cinquenta e tantos anos foram acrescentadas mais duas exigências.

A primeira é que a aspirante a Tigresa frequente a escola. Pode ser o segundo grau ou a universidade, mas deve completar os estudos que escolher. Estudar e treinar ao mesmo tempo significa que ela deve ter algum patrocinador: um parente, um benfeitor, um Dragão Verde ou sua instrutora ou instrutor. Esta exigência apareceu depois que o concubinato passou à ilegalidade na China; assim, como já não poderia se basear naqueles arranjos, a mulher precisava ter alguma habilitação ou instrução para se sustentar.

A segunda exigência teria efeito apenas se a candidata fosse menor de idade. Sendo assim, ela precisaria da autorização dos pais. Atualmente, com receio de represálias de parte da garota ou de sua família, além da preocupação com outros aspectos legais, os instrutores começaram a exigir determinados acordos para se proteger.

O *Manual da Tigresa Branca* afirma que se os exercícios são feitos firme e corretamente no período de três anos, as jovens entre os catorze a vinte e um anos de idade estabilizarão e preservarão sua juventude. Mulheres de vinte e um a trinta e cinco anos poderiam restaurar sua aparência juvenil, voltando à de seus vinte anos. Acima dos trinta e cinco, elas podem restaurar sua aparência dos vinte e tantos anos. Entre os cinquenta e os sessenta, as mulheres podem restaurar sua aparência voltando aos trinta e tantos ou quarenta e poucos anos. Um período de exercícios completo de nove anos terá resultados ainda mais acentuados para cada faixa etária.

Mulheres com filhos

As mulheres com filhos pequenos raramente tinham permissão para se envolverem em todas as práticas da Tigresa Branca, pois o cuidado com os filhos tinha precedência sobre qualquer outra atividade. Era considerado egoísta demais sacrificar a atenção e a felicidade de uma criança pela restauração juvenil da mãe – mas ainda havia muito que a mãe poderia fazer para restaurar sua juventude, e ela poderia se empenhar em quaisquer das práticas e exercícios que não interferiam na educação da criança. Em alguns casos, os instrutores permitiam que mães solteiras se tornassem Tigresas Iniciantes ou Tigresas Atreladas.

Mulheres com filhos crescidos que não viviam com elas poderiam se empenhar em todas as práticas da Tigresa Branca – mas teriam de tomar remédios especiais de ervas durante nove meses para restaurar e reparar os danos provocados pelo parto e evitar todo o tipo de relações nesse período.

Os casados

Os casais normalmente são incentivados a se envolver inicialmente nos exercícios de Aperfeiçoamento Sexual Dual e apenas em parte nos da Tigresa Branca. Mas esta não é uma regra tradicional. A aceitação da moral desta situação era muito diferente do que hoje ocorre. Assim, para evitar separações, conflitos e divórcios, especialmente nos casamentos em que há filhos, as Tigresas Brancas e os Dragões de Jade estão melhor como pessoas livres, solteiras. Tenha em mente que hoje os casamentos compreendem o voto de fidelidade e esses votos devem ser levados a sério e mantidos durante o casamento – exatamente como os votos das práticas da Tigresa Branca deveriam ser levados a sério e mantidos. Não obstante, cada casamento tem suas questões a levar em conta, e os casais decidirão a forma da prática a utilizar. Segundo Madame Lin, muitos casais conseguiram praticar todos os ensinamentos. Sobre essa questão, ela pensa que se o marido gosta de observar sua mulher com um Dragão Verde, o casal não terá qualquer problema em nenhum dos exercícios – mas se o temperamento dele for ciumento, não funcionará.

Muitas mulheres casadas poderão decidir não se empenhar em conseguir Dragões Verdes, porque isto significaria infidelidade a seus esposos. É algo que somente o discernimento do casal poderá decidir. Se ambos entenderem que a ideia de a mulher estar com um outro homem diz respeito apenas à restauração e não ao amor, pode dar certo. O marido também deve considerar essas ações de sua mulher como atos de fidelidade ao casamento – ou seja, se ele realmente a ama, naturalmente desejará que seja saudável, bonita e jovem. Portanto, confiará nela e lhe dará o apoio necessário para chegar a seus objetivos. A mulher deverá certificar-se constantemente de que o marido esteja seguro de seu amor e de que ela jamais o deixaria por nenhum Dragão Verde. E deve considerar todos os Dragões Verdes simplesmente como indivíduos cheios de energia sexual e jamais se ligar emocionalmente a nenhum deles. Resumindo: ela pode e deve gostar dos Dragões Verdes, mas também deve resistir a qualquer paixão por eles. Quando isto estiver perfeitamente compreendido entre a Tigresa e os Dragões Verdes, eles podem se envolver nessas práticas, como o fariam o Dragão de Jade e a Tigresa.

As Tigresas de hoje acreditam que amor e sexo terminam sendo decepcionantes para a maioria das pessoas por causa da obsessão e apego ao ideal de que existe uma espécie de perfeição da felicidade e um compromisso eterno a ser atingido por meio deles. Essas pessoas não percebem que, assim como em uma profissão ou uma arte, amor e sexo devem ser estudados, trabalhados e disciplinados para atingirem qualquer forma de perfeição ou compromisso. A Tigresa sente que as pessoas em geral estão apaixonadas pela ideia de estarem apaixonadas, mas realmente não estão apaixonadas.

Uma vez, Madame Lin me disse:

Eu gostaria que todos os homens e todas as mulheres pudessem aprender tudo isso durante três anos antes de se casarem. A compreensão que um obteria do outro seria muitíssimo valiosa, e poderia assegurar a felicidade sexual e espiritual para ambos. Muita gente entra no casamento sem a ideia primordial de satisfazer a esses dois aspectos. A vida é muito curta e preciosa demais para não agarrarmos com firmeza as coisas que nos trazem a maior felicidade e nos proporcionam a realização. Ao descobrir como amar incondicionalmente a todos, a vida desabrochou além de minhas expectativas. "Primeiro renunciar a si para realmente se encontrar" também poderia ser dito assim: "Primeiro renunciar ao amor para encontrarmos o amor." Uma Tigresa Branca procura dar o amor incondicional a todos, renunciando ao amor egoísta para encontrar o verdadeiro amor dentro de si. Não é de espantar que tantos casamentos terminem em divórcio e infelicidade...

As virgens

Virgens que se tornavam Tigresas Iniciantes eram estimuladas a permanecer virgens enquanto pudessem. Quando – e se – a Tigresa resolvesse deixar sua virgindade, de preferência o hímen seria rompido por seu Dragão de Jade, se tivesse um, ou por alguém que sua instrutora escolhesse, ou pelo instrutor, se fosse um homem. O rompimento do hímen não significava necessariamente a inserção de todo o pênis, mas apenas da cabeça.

O sangue do hímen rompido era recolhido numa pequena taça por uma atendente, uma mulher, em geral uma Tigresa Branca. O sêmen jorrado na vulva da Tigresa era depois levado a escorrer para dentro da taça contendo o sangue. Em seguida, a taça era retirada. A mistura era então deixada enrijecer e depois modelada como uma pequena pílula que a garota deveria engolir. Esta era a Pílula da Restauração, que a habilitaria a pular todo o Período da Restauração.

Este costume de romper o hímen talvez seja um remanescente ou uma influência de antigas tradições hinduístas na Índia, em que a mulher que se casava primeiro tinha seu hímen rompido por um sacerdote, não pelo marido. A razão para isto era para que sua primeira experiência sexual fosse espiritual e cerimonial, pois havia o receio de que o marido fosse insensível ou violento demais. Eles davam grande importância à ideia de que a primeira experiência sexual da mulher deveria ser o mais confortável e espiritual possível. Nesse costume hinduísta, o sacerdote não poderia ejacular ou continuar a relação com a noiva: assim que o hímen era rompido, a atividade sexual era encerrada.

O segredo

A razão mais importante para o segredo era que instrutor/a e aluna assim podiam adquirir a confiança e respeito um/a em relação à outra. Se uma aluna não era confiável, o instrutor poderia dispensá-la. Se o instrutor não fosse confiável, a aluna poderia não querer aprender com esse instrutor ou instrutora.

Toda a informação dada a uma discípula deveria ser mantida em segredo, a menos que o instrutor/a permitisse a revelação. A recíproca também valia: tudo o que a discípula confiasse ao instrutor/a deveria ser mantido em segredo. O segredo era a regra mais importante entre discípula e instrutor/a.

Com relação ao segredo e à restauração da juventude, lembremos que quando crianças estávamos sempre envolvidos em segredos e segredinhos. Era uma brincadeira e funcionava como um elo entre amigos e irmãos. Os segredos das crianças não eram mentiras, mas uma fantasia sobre a nossa importância e a nossa aceitação em relação a outras crianças; o mesmo acontecia quando mantínhamos segredos com nossos pais. Os segredos das crianças tinham o significado de poder e controle num ambiente em que elas têm pouco ou nenhum controle.

Quando éramos jovens e um amigo nos contava um segredo a respeito de qualquer coisa, por mais trivial que fosse (tal menina gosta de tal menino...), sentíamos ter a posse de algum poder. No entanto, quando descobríamos o segredo e ficávamos implicando com a garota ou o garoto por saber, começávamos a aprender o que eram as repercussões da revelação de um segredo. Todas as crianças querem segredos (e os adultos também), porque os segredos nos fazem sentir que somos aceitos e importantes. Manter segredos nos mostrou em tenra idade a quem respeitávamos e não mantê-los nos revelava a quem não respeitávamos.

Especialmente na questão do uso de Dragões Verdes, as Tigresas Brancas procuravam manter sua prática um segredo completo para todos, exceto seu instrutor, o Dragão de Jade, ou outras Tigresas Brancas, se elas pudessem saber algo.

Nunca é suficiente enfatizar o quanto o segredo era importante para a Tigresa Branca e o Dragão de Jade. Seria muito difícil para outros a compreensão dos costumes e práticas da Tigresa Branca e seu Dragão de Jade – se amigos ou a família de uma Tigresa Branca soubessem o que fazia, ela seria ridicularizada e tentariam detê-la. O comportamento de uma Tigresa Branca seria considerado fora da norma e, portanto, ameaçador.

A cultura ocidental também pode ser muito hipócrita. Sexo, nudez, exibicionismo, voyeurismo e pornografia são denunciados e considerados maus – embora as empresas e os publicitários convencionais usem o sexo para vender seus produtos de maneira muito inteligente e aberta; às vezes não chegamos a entender sua intenção.

Aceitamos o retrato que os publicitários nos fazem de seus produtos como um meio para uma vida sexual mais saudável e mais completa: comprando o desodorante, o carro ou a pasta de dentes realizaremos nossas fantasias sexuais ou atrairemos a felicidade e o companheiro de nossos sonhos. No caso da religião, as relações sexuais são consideradas aceitáveis somente no contexto de um relacionamento moral, heterossexual, aprovado por Deus: o casamento. O governo também dita como e quando devemos ter sexo com as leis da maioridade, atos sexuais considerados legais e o certificado de casamento. O problema em todas essas abordagens é que elas distorcem a maneira de se obter a realização sexual. Os publicitários nos dizem para usar o materialismo para obter o sexo, as religiões nos dizem para usar a moral e o governo nos diz para usar as leis.

Somos levados a procurar saídas para a atividade sexual porque somos constantemente bombardeados por impulsos naturais e também pelas imagens que a mídia tem desses impulsos – que fazem com que nos sintamos culpados acreditando que nossos desejos, nossos impulsos biológicos e nossos esforços para experimentar e compreender o sexo estão errados.

Tradicionalmente, e ainda hoje, a maior e mais importante razão para o segredo absoluto é que as Tigresas Brancas eram treinadas para merecer outros ensinamentos depois de completarem seu período de três anos de prática. Esses outros ensinamentos não poderiam ser confiados a pessoas que não se mostrassem merecedoras ou capazes de permanecer em segredo no mundo. Como tudo o que vale a pena e como todas as boas coisas da vida, eles deviam ser conquistados e encarados com o maior respeito.

As Tigresas Brancas evitam o homem conservador e preferem homens gentis, maduros, cheios de consideração, como seus Dragões Verdes. Esses homens apreciam o que uma Tigresa faz por eles e a vêem a uma luz realista, sem preconceitos. Eles compreendem que o desejo dela de preencher suas necessidades sexuais não é muito diferente dos seus. Os métodos para encontrar os Dragões Verdes que lhes são adequados são uma simples questão do discernimento dela. Cada mulher tem seu próprio gosto para homens, sua maneira própria de conforto no encontro com homens e suas próprias preocupações com a segurança.

Uma Tigresa Branca raramente usa como Dragões Verdes amigos, conhecidos, vizinhos, colegas ou qualquer um que possa fazer o contato com sua vida real. Isto a poupa de muita dor e ansiedade. Sua prática não é para sempre – e quando ela decidir abandoná-la, é melhor que seja de maneira limpa, sem ter de lidar com quaisquer boatos ou problemas mais tarde.

O Dragão Verde
(C'hing Lung)

青
龍

O branco deve procurar o verde, quando então a fusão do amarelo se pode ver.
A Tigresa deve buscar o Dragão, para ver a união da iluminação.
Todo alimento deve entrar pela boca antes de chegar ao estômago.
Também só se pode entrar no caldeirão por cima no Portal Celestial.
Quando água e fogo se juntam repetidamente no Portal Celestial e depois se fundem no caldeirão, o elixir é formado.

– Manual da Tigresa Branca

Um Dragão Verde serve apenas para fornecer o sêmen e a energia sexual, e o faz sem saber. Ele é levado a crer que está sendo seduzido pela Tigresa pelo prazer sexual.

Esses homens são chamados Dragões Verdes por duas razões: na história da China antiga, a cor verde representada o matiz de uma planta que brotava, e isso era associado com o *ching* e a juventude. Depois que a Tigresa mantinha um intercâmbio com um Dragão Verde e esgotava todas as suas essências e energia sexual, ele era considerado simbolicamente um "dragão caído". Essa expressão foi tirada de uma alusão no *I Ching*: "...um dragão caído definhando sobre a terra." O pênis é simbolicamente associado ao dragão e a mulher é simbolicamente associada à terra. A imagem de um pênis flácido, cuja energia sexual foi esgotada pela mulher era vista simbolicamente como um dragão deitado, definhando sobre a terra.

A outra ideia simbólica de um Dragão Verde é relacionada a répteis verdes: cobras, lagartos, jacarés e assim por diante. A medicina chinesa há séculos considera os óleos desses animais muito eficazes no tratamento das imperfeições e doenças da pele e também para tratar desordens no sangue."Dragões" verdes eram considerados as espécies terrenas dos dragões celestiais e por isso podiam proporcionar inúmeros benefícios para a saúde dos seres humanos.

O Dragão Verde ideal seria um homem que ejacula uma grande quantidade de sêmen branco, muito espesso. O sêmen que tivesse uma cor acinzentada deveria ser evitado porque indicava que o homem sofria de alguma doença. O sêmen claro também deveria ser evitado porque indicava que o homem era alcoólatra ou se masturbava com muita frequência, ejaculando apenas fluido seminal.

O sêmen contendo traços de vermelho era normal. Os homens às vezes têm um pouco de sangue no sêmen, mas isto não acontece muito. Os chineses dizem que é um pequeno indício do aspecto feminino ou menstrual em todos os homens – exatamente como as mulheres podem apresentar uma secreção sexual esbranquiçada, parecida com o sêmen, que é um indício menor do aspecto masculino, ou sêmen, existente em todas as mulheres.

Em todos os sentidos, o Dragão Verde é uma abelha operária para a rainha. Nos registros tradicionais, um Dragão Verde só era liberado depois de ter três orgasmos consecutivos em um único encontro. As práticas das Tigresas de hoje foram um pouco modificadas, mas os elementos essenciais da tradição permanecem.

Em busca de Dragões Verdes

Uma das primeiras coisas que uma Tigresa deve criar é seu método de procurar Dragões Verdes. Essas mulheres descobriram que é bom ter um determinado método próprio. Ter muitos métodos é a porta aberta para o erro e as confusões. Uma Tigresa trata seu método como um plano de negócios e o aplica para ter sucesso.

Muitos problemas podem ser evitados se a Tigresa aprender a selecionar um Dragão Verde não tanto pela aparência, mas pela personalidade e pelo que sente em relação a ele – jamais permitindo que Dragões Verdes ditem ou decidam onde os encontros devem ocorrer, por exemplo. Nossa época e nossa cultura são diferentes das da China antiga; muitas das questões que a Tigresa do presente enfrenta não existiam. As Tigresas hoje devem se adaptar a essas diferenças: ela terá de ser mais cautelosa, mais preparada e muito sensata.

A primeira regra para um encontro é que uma Tigresa jamais se envolve no sexo com qualquer um que não a faça sentir-se bem ou que não seja limpo. As Tigresas não se apressam a fazer um homem ter um orgasmo. Embora boa parte dos Dragões Verdes que seduz não sejam o tipo de homem que ela normalmente procuraria para um relacionamento romântico, ele também não é apenas um objeto sexual.

A Tigresa procura três coisas nos candidatos a Dragão Verde: polidez, limpeza e uma boa impressão. Ela não está de fato atrás de homens por quem esteja apaixonada, mas prefere os que realmente a desejam e queiram sexo oral.

No decorrer do século XIX, o costume de usar Dragões Verdes abrandou bastante; hoje a energia vital dos Dragões Verdes não deve ser ferida ou prejudicada. O número de orgasmos por encontro não deve exceder três; são permitidos apenas nove encontros. A limitação do número de encontros impede que o Dragão Verde se prenda muito à Tigresa Branca. Nove também é o limite da capacidade de aumentar a excitação sexual dele, que diminuirá quando ele se familiariza com aquele método de excitá-lo. Normalmente, ele já não aceitará apenas o sexo oral e se sentirá frustrado por não ter uma relação sexual.

Homens acima dos sessenta e cinco anos de idade jamais devem ser usados como Dragões Verdes, a não ser que pratiquem há muito tempo o costume de reter o sêmen por meio da meditação ou hábitos semelhantes para a saúde e longevidade.

Tradicionalmente os Dragões Verdes eram entretidos sexualmente pelo tempo que aguentassem. A cada encontro sexual, a Tigresa aumentava a intensidade até o momento em que o homem não retornasse mais. Isto acontecia principalmente porque muitas concubinas que praticavam secretamente os exercícios da Tigresa Branca tinham poucas oportunidades de encontrar homens suficientes e um homem seria usado como se fosse três.

No *Manual da Tigresa Branca* há três expressões para caracterizar a busca de Dragões Verdes: (1) Brincar e abandonar um dragão, que significa um único encontro; (2) Capturar um dragão em seu covil, que se refere a ter nove encontros em andamento com um Dragão Verde; (3) o Dragão Errante entra no covil da Tigresa, que acontece quando uma Tigresa é massagista e os homens marcam encontros com ela.

Não existe nenhuma regra a respeito de adotar um outro método, e algumas Tigresas praticavam os três ao mesmo tempo. Contudo, a maioria delas começava com o primeiro porque exigia pouco planejamento e pouca explicação, facilitando bastante a retirada. Não obstante, ser massagista mostrou ser o mais simples de todos os métodos, além de proporcionar um rendimento.

Embora o Dragão Verde não tenha consciência de ser um Dragão Verde, há regras a seu respeito. Se ele criasse algum dos problemas relacionados a seguir, a Tigresa Branca o dispensava – e ele já não gozaria mais de seus favores.

A Tigresa dispensaria o Dragão Verde se ele se tornasse muito exigente e agressivo, querendo ter relações com penetração. Se não concordasse em parar, ele jamais poderia voltar.

A Tigresa dispensaria um Dragão Verde que teimasse muito em querer namorar ou criar um relacionamento com ela. Se isto se tornasse um problema, ela jamais o deixaria voltar.

Um Dragão Verde que desejasse permanecer e conversar demais com a Tigresa depois do encontro seria dispensado. Se continuasse agindo assim depois de ter sido advertido a respeito, ela também não permitiria que ele voltasse.

Um Dragão Verde que percebesse ou suspeitasse que estava sendo observado por outro homem e irritado chamasse a atenção da Tigresa a respeito, seria dispensado e jamais poderia voltar.

Entretanto, o Dragão Verde que cedesse a todos os desejos da Tigresa poderia ser visto nove vezes seguidas. Depois do nono encontro, a Tigresa parava de vê-lo por um período de seis semanas, e só então poderia se empenhar em mais nove encontros sucessivos. Não vê-lo por seis semanas daria ao Dragão Verde o tempo para sentir falta de seus favores, impedindo que se apegasse emocionalmente a ela; além disso, era o tempo suficiente para que ele refizesse sua energia vital.

Se um determinado Dragão Verde fosse usado por um período de mais de três anos e se submetesse a todos os seus desejos, a Tigresa poderia recomendá-lo a sua instrutora ou instrutor como candidato a Dragão de Jade.

As Tigresas precaviam-se muito de qualquer contato com um Dragão Verde além da atividade sexual. Elas mantinham os encontros, o relacionamento social ou quaisquer outras atividades extracurriculares e conversas com ele no mínimo necessário e jamais condescendiam além do objetivo a que se propunham.

Uma Tigresa jamais aceitava um Dragão Verde bêbado ou que bebia demais. Há muito tempo os chineses acreditam que beber álcool é muito prejudicial para o sêmen e para o sangue; homens que bebem demais têm um sêmen aquoso, fraco. Ela também se distancia de homens que usam drogas, pois eles são um grupo de alto risco para as DSTs e insistirão que compartilhe com eles as drogas. As Tigresas não são nada flexíveis em relação a isso. As drogas são nocivas, não apenas para a saúde e o espírito, mas para o esperma do homem e os ovários das mulheres. Os filhos podem nascer com problemas. Uma Tigresa não deseja portanto absorver a energia sexual ou o sêmen de alguém que usa drogas.

Uma Tigresa escolhe sem dúvida um homem pela boa impressão que tem dele. Ela confia mais na intuição do que em seus olhos. A aparência e a estatura física de um homem nada tem a ver com a energia sexual que ela deseja adquirir.

Sobre o Tronco de Jade

O pênis do homem pode estar ou não circuncidado. O pênis circuncidado tem menos sensibilidade ao estímulo – portanto, o homem precisará de mais estímulo para ejacular. O aspecto positivo do pênis circuncidado é ser mais fácil de limpar e poder permanecer ereto por mais tempo depois da ejaculação. Sabe-se que homens com pênis não-circuncidados têm maior quantidade de sêmen e são mais sensíveis aos estímulos.

A circuncisão inicialmente era realizada por motivos religiosos, mas tem sido feita nos Estados Unidos em quase todos os recém-nascidos do sexo masculino por uma questão de higiene. Atualmente as taxas de circuncisão estão caindo porque os pesquisadores chegaram à conclusão de que os pênis circuncidados não são realmente mais higiênicos do que os não-circuncidados. Com a retirada do prepúcio, os pênis circuncidados apresentam maior incidência de câncer e de infecções porque os minúsculos corpúsculos próximos à superfície da pele são danificados mais facilmente proporcionando oportunidades para a infecção. O prepúcio comprovou ser uma proteção natural do pênis.

Alguns homens circuncidados reclamaram da sensibilidade e irritação que aparecem durante o sexo e a masturbação, e alguns não reagem muito bem ao sexo oral, alegando que demora muito para atingir o orgasmo. Os homens não-circuncidados são mais sensíveis ao estímulo e em média produzem mais sêmen e têm maior capacidade para encontros com muitos orgasmos. Por isso reagem melhor ao sexo oral do que à penetração, pois a penetração faz com que ejaculem depressa demais. O aspecto negativo é que esses homens não--circuncidados devem ter mais cuidado ao limpar completamente o prepúcio. Quando suga um pênis não-circuncidado, a Tigresa deve usar uma das mãos na base do pênis para segurar o prepúcio levemente para trás, de modo a não cobrir a cabeça do pênis.

A Tigresa sempre deve examinar e limpar muito bem qualquer pênis antes de usá-lo. Se enxergar manchas suspeitas ou calombos vermelhos ao longo do pênis ou em sua cabeça, ela deve apenas bater nele com a mão e fazê-lo ejacular em seu rosto ou nos seios. Depois disso, por mais atraída que esteja pelo Dragão Verde, jamais deverá vê-lo de novo.

Homens mais idosos podem apresentar pequenos calombos cheios de manchinhas brancas ou amarronzadas na virilha ou na base do pênis – são sinais da idade ou marcas hereditárias. Alguns homens apresentam uma vermelhidão ao redor da base da cabeça do pênis, que é sinal de masturbação recente... ou excessiva.

História de uma Tigresa

Às vezes, antes de um encontro, a Tigresa conta ao Dragão de Jade que é casada ou tem um noivo, para que ele jamais pense que poderá ter um relacionamento longo com ela. Tomiko escreve como se protege de ligações muito profundas com o Dragão Verde:

> Em algum momento, não deixo de mencionar o quanto amo o meu noivo, o quanto ele é bom para mim, mas também falo ao Dragão Verde sobre meu desejo de sexo oral e digo que o meu noivo não tem esse interesse. Quando falo sobre meu noivo fictício, também evito que o Dragão Verde pense em me namorar ou me ver com muita frequência. Isso também é uma boa desculpa para deixar de vê-lo depois de qualquer encontro, e para sempre na nona vez, porque posso lhe dizer que meu noivo está suspeitando e que terei de parar por algum tempo. Sou muito educada, mas firme. Digo que

sentirei falta dele e que ligarei quando as coisas acalmarem. Se quiser usá-lo de novo, espero pelo menos nove semanas antes de fazer isso.

Sempre deixo claro que o meu noivo é muito ciumento e não sabe nada de meus desejos orais. Também deixo bem claro que não gosto lá muito da penetração e que tenho medo de engravidar. Digo que prefiro o sexo oral e não quero que ele me peça para fazer a penetração – nunca. Afirmo que atinjo o orgasmo muito melhor com o sexo oral e tenho mesmo um orgasmo durante cada encontro para ele saber o quanto gosto do sexo oral.

Também sempre deixo mais ou menos implícito que meu noivo logo estará chegando ou que tenho de estar em casa a uma certa hora – dependendo de onde for nosso encontro – e sempre dou uma desculpa para não permitir que o encontro seja muito demorado. Limito meu tempo e não me envolvo em conversas pessoais, faço o possível para não dar nenhum informação sobre a minha vida pessoal, minhas ocupações ou meus interesses. Mantenho tudo inteiramente sexual – e secreto.

Apesar do grande cuidado que a Tigresa mantinha na estimulação do Dragão Verde, a única verdadeira regra para o encontro é que ela se mostrasse muitíssimo submissa sexualmente e muito intensa para extrair o máximo de energia sexual dele.

Ela conseguia atingir esse objetivo de muitas maneiras – uma das quais era esquecer qualquer coisa externa, dando toda a atenção e se concen-trando na energia sexual irradiada pelo pênis. A Tigresa precisava dessa energia – e envolver-se com um Dragão Verde tinha esse objetivo.

Diz um velho ditado chinês: "Um barco levará você para o outro lado do rio, mas ao chegar na praia, você o deixa e não o carrega consigo." Isto não quer dizer que uma Tigresa não tivesse consideração pessoal por um Dragão Verde, entretanto ela estava concentrada no verdadeiro objetivo – conseguir a energia sexual – e não em criar um envolvimento romântico com ele.

O Dragão de Jade
(Yu Lung)

玉
龍

Para a tigresa soltar seu bramido, ela terá de voar alto com o dragão.
Quando cai sobre a tigresa, a essência do dragão se transforma em jade.
A tigresa se torna então indestrutível e pode perambular à vontade pela abóbada celestial.

– Manual da Tigresa Branca

A expressão "Dragão de Jade" é um eufemismo para o pênis e para o parceiro de uma Tigresa. Nesses exercícios é ela quem dá prazer a ele, nele confia e dele depende para ter proteção, suporte e disciplina. O Dragão de Jade se envolve em práticas sexuais com uma Tigresa essencialmente pelas seguintes razões:

- Pode acumular a energia sexual dela por meio de voyeurismo, para assegurar sua máxima potência. Com isto, ele também se identificará com a mulher para extrair seus aspectos *yin* muito mais pronta e completamente.

- As Técnicas Transformadoras em que se envolve com a Tigresa asseguram sua capacidade de completar a técnica da Reversão do Ching ao Cérebro.

- Os exercícios restauram o sêmen e a vitalidade sexual para que ele também possa retomar sua juventude.

O jade é um mineral há muito tempo considerado pelos chineses o sêmen dos dragões, que era chamado de "jade do dragão". Como os peixes, os dragões não ejaculam dentro de suas parceiras, mas em cima delas – e as fêmeas são fecundadas por absorção através das guelras ou das escamas. O sêmen do Dragão que não é absorvido cai na terra e endurece, tornando-se o valioso jade.

O jade verde escuro, o mais precioso de todos, simboliza a longevidade para os chineses. Para a mulher, que é a representação da terra, o sêmen do dragão (o homem) deve ser endurecido sobre ela para produzir o elixir da saúde e da longevidade, que tem uma aparência de jade. Por isso, com relação à explicação anterior da Tigresa Branca (veja o diagrama na página 79), o dragão (pênis) deposita o sêmen (branco) no rosto da tigresa (mulher). Quando endurece, ele se torna uma essência para a restauração da juventude (o jade).

A Tigresa procurava o Dragão de Jade para garantir sua proteção física, segurança financeira e apoio emocional. Durante três anos ele era considerado seu amante e benfeitor; ela nada fazia sexualmente sem que ele soubesse antes. Por sua vez, o Dragão precisava ter a certeza da afeição e do compromisso total dela durante aquele período de prática, e também a certeza de que ela jamais usaria essa prática como simples meio de obter riqueza ou posses materiais. Em troca do que ele proporcionava e de sua destreza na prática, a Tigresa proporcionava não apenas um perfeito relacionamento de amante, mas também os meios de restaurar a juventude e começar o refinamento da imortalidade para seu Dragão de Jade.

O relacionamento de um Dragão de Jade e uma Tigresa se baseava no sexo e, como acontece em muitos relacionamentos, dinheiro e amor estão intrinsecamente associados. O Dragão de Jade precisava corresponder às exigências financeiras do relacionamento durante o período da prática. A Tigresa jamais poderia se aproveitar do papel dele como provedor financeiro e jamais pediria algo além do combinado. Se as questões do dinheiro fossem tratadas desde o início, os dois poderiam praticar de maneira mais fácil e tranquila. Este era um ponto muito importante que teria de ser tratado e acertado por escrito antes do início do relacionamento e do período de prática.

Normalmente, o Dragão de Jade e a Tigresa Branca viviam separados, ainda que ela tivesse seu próprio quarto de dormir na mesma casa. Uma noite por semana ela deveria entrar no quarto do Dragão de Jade e pedir para dormir próxima a ele a noite toda. Se os dois concordassem, a Tigresa Branca aproveitava essa oportunidade para ter relações sexuais com penetração. Em nenhuma outra ocasião eles dormiriam na mesma cama, a menos que estivessem viajando juntos. Quando isto acontecia, a Tigresa dormia com o Dragão todas as noites. Quando voltavam, retomavam seu arranjo habitual.

Tradicionalmente, a Tigresa permanecia com seu Dragão de Jade durante os três anos de prática e depois continuava sem ele. Algumas preferiam procurar um novo Dragão de Jade ou permanecer com o mesmo por mais três anos.

Para o Dragão de Jade, as práticas da Tigresa são como uma cortina que é aberta para que ele veja mulheres, sexo e a si mesmo de uma perspectiva transcendental completamente diferente. Quando resolve observar secretamente sua Tigresa com Dragões Verdes, o Dragão de Jade poderá ter uma experiência incrível – pois ao observar, ele começará a se identificar com ela. Mesmo sem ter a consciência, as imagens visuais e a energia do que ela faz trazem à superfície os aspectos femininos dele.

Alguns sexólogos afirmam que o homem que sente prazer em observar uma mulher tendo sexo com outro homem é um homossexual latente. Identificar-se com uma mulher que mantém relações sexuais não é homossexualidade latente nem qualquer espécie de homossexualidade. A identificação não está em desejar estar com o homem – isto seria uma homossexualidade latente. Ele está se identificando com ela, o que é heterossexualidade. Se fosse um homossexual, ele simplesmente não sentiria nenhum prazer em observar um homem e uma mulher – não mais do que uma criança que por acaso vê os pais transando e deseja ter sexo com o pai ou com a mãe. Se fosse um homossexual latente, ele preferiria ver dois homens juntos, não mulher e homem. A curiosidade sexual é uma tendência em todos, mas não tem nada a ver com querer mudar de sexo...

Tradicionalmente, quando os três anos de prática terminavam, o Dragão de Jade entrava em reclusão para meditar e refinar suas essências para a longevidade e a imortalidade – e abandonava inteiramente a atividade sexual. Também poderia permanecer com a esposa e concubinas para usufruir a juventude e a vitalidade sexual reencontradas. Alguns se tornavam instrutores e treinavam Tigresas.

O ideal taoísta para um homem sempre foi entrar num eremitério ou num monastério e começar a meditação e a prática da alquimia ainda adolescente – e assim ele jamais precisaria passar por quaisquer exercícios de restauração sexual. Entretanto, a maioria dos homens não teve a sorte de tomar a iniciativa da prática espiritual na adolescência. Ao passar pela puberdade, sua energia sexual se tornava muito destrutiva para praticar a meditação e eles tinham então de esperar um momento em que houvessem conseguido a calma e a estabilidade para empreendê-la.

No presente, existem duas regras inquebrantáveis para um Dragão de Jade. A primeira é que ele só poderá ter sexo com a Tigresa durante o período da prática. Se ele tiver sexo secreta ou abertamente com outra mulher sem a permissão da Tigresa, esta poderá encerrar o acordo, pegar o dinheiro reservado para ela, guardar os presentes e propriedades, e ir embora. Se tem essa atitude, é porque ele não leva a sério nem a prática nem a própria Tigresa. Além de serem a negação de todos os benefícios que os dois receberam com a prática, essas ações seriam psicologicamente bastante prejudiciais. Uma vez que a Tigresa Branca não pode confiar em seu Dragão de Jade, ele realmente não tem nenhuma utilidade – mantê-lo apenas lhe faria mal. Esta regra não é tradicional; em outras épocas a fidelidade não era exigida.

A segunda regra inquebrantável é que nenhuma violência física pode ser dirigida à Tigresa. Esta regra vem dos primórdios da prática e já era uma verdadeira predecessora das leis contra o abuso e contra o molestamento que hoje vemos. Um Dragão de Jade que fizesse algum mal físico a uma Tigresa sofreria imensamente por seu abuso. O castigo, que era claramente apresentado ao candidato a Dragão de Jade, seria instituído pelo instrutor ou instrutora da Tigresa, que contrataria bandidos para lhe administrar uma boa surra. Dependendo da gravidade do abuso, o Dragão de Jade poderia se tornar eunuco. Outras regras rezavam que ele não poderia obrigar a Tigresa à prostituição, não poderia ter sexo com alguém que *ela* não quisesse e também não poderia encerrar o acordo por nenhuma outra razão, a não ser que ela quebrasse as regras.

Devido à severidade dessas regras, os registros mostram pouquíssima informação sobre abusos de qualquer espécie. Madame Lin acreditava que a maior razão para isso era que os homens interessados em se tornar Dragões de Jade em geral estavam mais interessados nas disciplinas da alquimia taoísta do que apenas em sexo. Assim, eles eram o tipo de homens de persuasão muito mais delicada do que o tipo que uma garota sing-song (prostituta) atrairia.

Nenhum homem jamais assumiria a responsabilidade ou a honra de ser um Dragão de Jade sem uma total dedicação à Tigresa. Como levariam suas vidas depois de encerrado o período da prática eles decidiriam depois, mas durante esse período o Dragão de Jade deveria estimular, apoiar e ser completamente leal à Tigresa.

Ao completar com sucesso o período de três anos de prática, o Dragão de Jade era considerado capaz de instruir Tigresas. Ou seja, se a Tigresa o recomendasse a seu instrutor ou instrutora e ele contribuísse financeiramente por esse privilégio para ambos (ou ambas), poderia então receber os ensinamentos mais avançados e teria autorização para iniciar sua própria linhagem. Quando um Dragão de Jade se torna instrutor, passa a ser chamado de Tigre Branco.

O Dragão de Jade e a Tigresa não se envolviam nas práticas taoístas de Aperfeiçoamento Sexual Dual, embora algumas das Técnicas Transformadoras que fazem parte das práticas da Tigresa Branca sejam bastante semelhantes. Os métodos do Aperfeiçoamento Sexual Dual destinam-se basicamente ao homem, e embora proporcionem alguns aspectos da restauração para a mulher, não são nem de perto tão eficazes ou concentrados quanto os benefícios restauradores das práticas da Tigresa Branca.

Observar o Dragão Verde

O Dragão espia o covil da Tigresa.

– Manual da Tigresa Branca

Não era absolutamente necessário que um Dragão de Jade observasse sua Tigresa com os Dragões Verdes – embora isto ajudasse aos dois. Em todo o caso, ele procuraria estar sempre num quarto próximo ou ao alcance do ouvido, no mínimo para que ela se sentisse protegida, o que permitia que se entregasse plenamente ao Dragão Verde.

Alguns Dragões de Jade preferiam apenas saber sobre os encontros da Tigresa quando a sós com ela. Contudo, se o Dragão de Jade observava o encontro dela, ouvir falar sobre isso ou não era uma questão que só ele decidia.

A Tigresa sempre respeitava sua decisão sobre este aspecto do relacionamento dos dois.

Espiar a Tigresa com outros homens devia ser a parte mais difícil da prática para um Dragão de Jade, pois alguns homens têm problemas emocionais quando partilham e vêem sua parceira tendo prazer com outros homens. Não obstante, a Tigresa ajudava seu Dragão de Jade, lembrando constantemente que era a ele que amava e não os Dragões Verdes. Se ele quisesse, depois de um encontro com um Dragão Verde, ela discutia a experiência com seu Dragão de Jade, descrevendo em detalhe o que fez e o prazer que obteve. Também lhe perguntava o que mais o excitava.

O Dragão de Jade sempre se escondia da vista enquanto ela praticava a felação no Dragão Verde. Ele só poderia se permitir o prazer de esfregar sua virilha e o pênis enquanto a observava mas não devia se masturbar e absolutamente não deveria ejacular. Ele devia reter a ejaculação até que a Tigresa praticasse nele a felação para levá-lo ao orgasmo.

Para grande decepção de alguns homens, as Tigresas jamais eram as observadoras de um Dragão de Jade tendo sexo com outras mulheres. Por natureza, os homens são inclinados à infidelidade e as mulheres à monogamia. Aqui, mais uma vez, havia uma mudança de papéis: essas práticas se aplicavam apenas ao Dragão de Jade observando a Tigresa com outros homens; a Tigresa jamais observava o Dragão de Jade com outras mulheres, a não ser nos raros casos em que ela compartilhava seu amante bissexual. Esta regra vigorava porque o homem poderia enfraquecer sua capacidade de juntar a energia sexual feminina se lhe fosse permitido desperdiçar sua própria energia com muitas mulheres, e a mulher enfraqueceria sua capacidade de recolher a energia sexual masculina se não pudesse gastar sua energia sexual com muitos homens.

Apesar do costume de o Dragão de Jade ficar apenas com uma mulher ser contraditório em relação ao ideal taoísta de que os homens devem usar muitas mulheres de quem retiram as forças femininas, os ensinamentos da Tigresa afirmam que um homem intensamente excitado por meio do voyeurismo e depois posto sob a disciplina dos favores de uma Tigresa obterá muito mais energia sexual do que se estivesse envolvido em sexo com muitas mulheres.

Também é considerado muito importante que os homens se livrem do ciúme e da posse, e igualmente importante que a mulher discipline sua necessidade biológica de união, acentue sua atratividade sexual e esteja no controle do sexo.

Os homens, acreditavam as Tigresas, deviam depender e desabrochar unicamente por meio da sexualidade delas, não da sexualidade deles. Por sua vez, elas faziam com que fosse exclusivamente responsabilidade sua satisfazê-los sexualmente e assegurar seu progresso na realização da meta da iluminação. As Tigresas acreditavam realmente que os homens tinham de aprender a disciplinar a frequência de seus orgasmos e as mulheres tinham de aprender a disciplinar e aumentar os seus. Orgasmos demais feriam a saúde física e mental do homem e, da mesma forma, orgasmos de menos prejudicavam o bem-estar físico e mental da mulher.

O contrato

Nenhuma Tigresa se empenhava na prática de procurar e estar com Dragões Verdes durante vinte e quatro horas por dia. Isto seria considerado indisciplinado e fanático, o que eliminaria suas chances de conseguir a restauração e a absorção. Ela, ou ela e seu Dragão de Jade, planejavam um tempo semanal para encontrar e estar com Dragões Verdes. Ter um plano não significava que ela não tivesse flexibilidade nesse tempo, mas dava-lhe a liberdade e espaço para seus outros interesses ou deveres.

O tempo restante fora do plano para a prática pertencia a ela e podia se conduzir como bem entendesse e segundo as suas necessidades. Era muito importante para a Tigresa ter os momentos da prática disciplinada e o tempo livre para si. Tanto a Tigresa como o Dragão de Jade se comprometiam por contrato a manter esta separação do tempo.

A mais séria de todas as regras inquebrantáveis para qualquer Tigresa era jamais estar sexualmente com outro homem ou mulher sem o prévio conhecimento e permissão do Dragão de Jade – e sem o único objetivo de promover o seu avanço e o de seu Dragão de Jade. Não havia nenhuma atividade sexual espontânea ou secreta – nunca. Todos os encontros tinham de ser arranjados previamente e ambos teriam de estar conscientes dos atos.

Se a Tigresa se envolvesse secretamente no sexo ou buscasse a afeição de quaisquer outros homens, o Dragão de Jade poderia encerrar imediatamente o contrato, exatamente como ela também poderia encerrar esse acordo se ele rompesse as regras.

Se o contrato terminasse por culpa sua, ela já não receberia mais apoio financeiro do Dragão e teria de devolver todos os presentes e propriedades que houvesse recebido. Acreditava-se que se isso ocorresse por seu mau caráter, falta de sinceridade e falta de disciplina, o Dragão de Jade seria sábio o bastante para encerrar imediatamente o acordo, pois nenhum dos dois ganharia nada uma vez rompidas a confiança e a disciplina.

Ela teria de informar o final do contrato à sua instrutora (ou instrutor). Dependendo da seriedade da transgressão, essa instrutora poderia cortar inteiramente o relacionamento com a aluna, mas era mais provável que permitisse que a Tigresa permanecesse e praticasse como Tigresa Atrelada unicamente sob sua supervisão até o final do período da prática. Se isto ocorresse, ela poderia se redimir.

O Dragão de Jade nunca informava as transgressões da Tigresa ou as suas à instrutora ou instrutor. Esta responsabilidade era exclusivamente da Tigresa. A não ser em casos raros, o Dragão de Jade jamais saberia quem era essa instrutora ou instrutor. Ele jamais era convidado às visitas trimestrais que a Tigresa fazia a sua instrutora ou instrutor pois ela tinha a solene responsabilidade de manter sua identidade e linhagem em segredo de todos – além de suas alunas, caso decidisse ensinar e criar sua própria linhagem.

Os homens que desejavam ser Dragões de Jade tinham de encontrar uma mulher que quisesse ser uma Tigresa e que então buscaria um instrutor ou instrutora ou, se ele tivesse contato com uma Tigresa e ela o recomendasse, o instrutor ou instrutora poderia dar seu nome para uma Tigresa que estivesse em busca de um Dragão de Jade.

Normalmente os instrutores ficavam numa posição difícil quando um acordo entre um Dragão de Jade e uma Tigresa Entocada se rompia, pois na maioria das vezes eles não prestavam mais apoio financeiro e emocional à mulher depois do rompimento, não importa quem tivesse a culpa. Entretanto os instrutores queriam que suas alunas completassem a prática, e compreendiam que todos os relacionamentos deparam com problemas, de modo que quando falhava um acordo entre uma discípula e um Dragão de Jade, em geral isto não era considerado razão suficiente para encerrar o relacionamento entre aluna e instrutor/a. O *Manual da Tigresa Branca* chamava essas mulheres de Tigresas Feridas de Volta ao Covil. A não ser que a discípula cometesse um crime hediondo, caso em que a instrutora poderia cortar o relacionamento, a instrutora quase sempre a tomaria como Tigresa Atrelada pelo resto de seu período de prática.

Como normalmente terminavam sendo o refúgio de uma aluna quando as coisas piorassem para esta, os instrutores tomavam grande cuidado na seleção de suas alunas. Quer fosse uma Tigresa Entocada ou uma Tigresa Perambulante, cada aluna que sofresse ou tivesse problemas podia voltar em busca da ajuda do instrutor. Recusar a ajuda, depois de a aceitar como aluna, não era possível, pois o instrutor prometera ajudar a Tigresa enquanto ela desejasse permanecer na prática.

Madame Lin uma vez observou que seu instrutor tinha dezoito Tigresas Atreladas sob seus cuidados. Isto se devia a toda a luta e a pobreza induzida pela Rebelião dos Boxers na China. Ele gastou a maior parte de sua fortuna apenas sustentando suas Tigresas Atreladas.

Compatibilidade de idade

Como a maioria das culturas asiáticas, os chineses sempre acreditaram que um homem deveria casar por volta dos trinta anos com uma mulher de mais ou menos vinte. Não era apenas uma questão de homens escolhendo mulheres mais jovens para satisfação sexual, mas era uma questão pragmática. Um homem precisava tempo para construir sua fortuna e estabilizar uma carreira com a qual sustentar sua noiva. As mulheres jovens não apenas se beneficiavam ao conseguir um marido financeiramente estável mas também tinham mais tempo para lhe dar um filho do sexo masculino. As ideias contidas nas muitas ideologias chinesas defensoras do casamento entre homem mais velho e mulher jovem também correspondem ao relacionamento da Tigresa Branca com o Dragão de Jade.

Para uma jovem Tigresa é melhor procurar um homem mais velho para ser o seu Dragão de Jade. Os jovens são instáveis emocionalmente, apresentarão mais vezes comportamento violento, agressivo, ciumento e possessivo – e sua energia sexual ainda é muito indisciplinada para ser útil nas práticas do sexo transformador. Ela precisa desses três anos de prática, e é muito improvável que um homem mais jovem continue por todo esse tempo, sem ter sexo com outras mulheres, beber ou reunir-se com outras pessoas. De modo geral, um homem com menos de trinta e dois anos de idade será agitado demais para ajudar a Tigresa a realizar suas metas. Um homem mais velho traz a estabilidade e a calma para as práticas da Tigresa.

Os mais velhos normalmente também se masturbam menos e apreciarão e cooperarão melhor tendo apenas o sexo oral. Em geral eles o preferem, e não atingirão o orgasmo tão depressa. Eles também darão maior apoio financeiro e emocional à mulher mais jovem. Homens mais velhos são muito mais capazes e estão mais dispostos a proporcionar essas coisas do que um jovem poderia ou estaria disposto.

As Tigresas normalmente procuram homens de todas as idades para Dragões Verdes, sem discriminar entre jovens e velhos. Aqui não há regras, e é mais uma questão de preferência do que regulamento – e também depende de onde a Tigresa procura os homens e sua disponibilidade.

Quando escolhe um Dragão de Jade, é importante que a Tigresa Branca procure o aconselhamento de seu instrutor e obtenha as devidas correlações astrológicas para garantir a compatibilidade entre os dois e a capacidade de trabalharem em harmonia para terem sucesso.

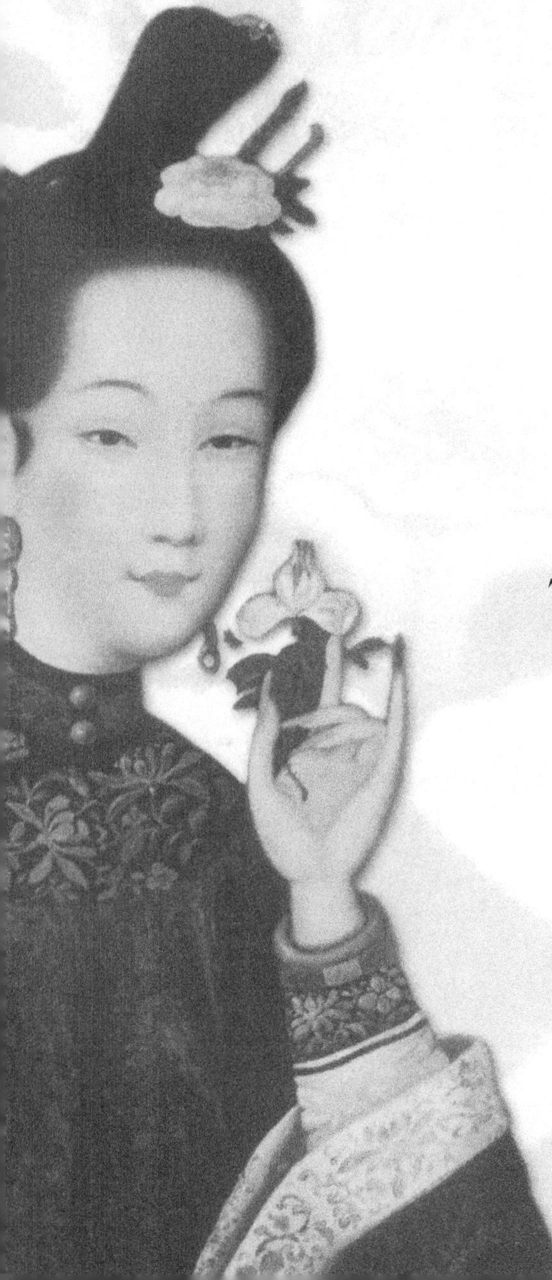

Parte TRÊS

Os exercícios da Tigresa Branca

白虎習

Como os taoístas ortodoxos, as Tigresas aperfeiçoavam a sua prática por meio dos Métodos de Restauração, Destreza na Excitação e Técnicas Transformadoras. Com os diversos Métodos de Restauração, elas preparavam seu corpo e mente para passar pelos rigores da prática e retomar suas energias juvenis e espirituais. Empregavam o comportamento e a Destreza na Excitação para criar encontros sexuais muito intensos para atingir sua meta de Absorção da Energia Sexual do Homem, ponte para chegar às energias e aos estados espirituais. E praticavam as Técnicas Transformadoras para refinar e desenvolver mais suas energias espirituais.

Embora pudesse usar algumas Técnicas Transformadoras com os Dragões Verdes, uma Tigresa praticava a maioria dessas técnicas apenas com seu Dragão de Jade. Elas são muito poderosas quando feitas de modo correto; era necessário praticá-las com alguém em quem confiasse.

Uma Tigresa não precisava transpôr imediatamente qualquer uma das Técnicas Transformadoras devendo exercitá-las por algum tempo antes de se empenhar a sério. Algumas Tigresas não começavam o aprendizado dessas técnicas antes do segundo ano; primeiro se concentravam inteiramente nos Métodos de Restauração e aperfeiçoavam sua Destreza na Excitação. O tempo em que as Tigresas se empenhavam nessas atividades era uma questão muito pessoal.

Os capítulos seguintes esboçam os três lados dos exercícios e compor-tamento das Tigresas. Ao ler sobre eles, tenha em mente que há sempre um propósito duplo inerente: o aperfeiçoamento da sexualidade e da espiritualidade.

Uma advertência

Os efeitos de algumas das Técnicas Transformadoras podem ser bastante poderosos psicologicamente. O autor sugere que se os casais resolverem experimentá-las, façam-no lentamente, com muita cautela, e passo a passo, até os dois parceiros se sentirem à vontade. Tenha sempre em mente que as Tigresas tinham instrutores e a oportunidade de receberem informação sobre os obstáculos ou confusões que poderiam encontrar. Assim, é aconselhável usar essas técnicas com muito cuidado e disciplina.

Métodos de Restauração

歸
法

A restauração da genitália feminina

A depilação

A depilação dos pelos púbicos era um ponto importante para as Tigresas. A constante remoção dos pelos, além de mostrar a restauração do corpo, ajudava a manter a pele macia e saudável. Os pelos púbicos juntam muitos tipos de bactérias, óleos e resíduos que fazem a pele enrugar e coçar, o que aprofunda ainda mais esses componentes na pele.

Embora alguns sanitaristas especializados na higiene do sexo afirmem que a raspagem dos pelos púbicos não faz bem porque são os protetores naturais contra as bactérias, nada pode estar mais longe da verdade. Esta afirmação talvez tenha surgido porque, apesar de todo o aparato e equipamentos para a manutenção da saúde, as mulheres nos Estados Unidos não tomam providências mais adequadas de higiene, como em alguns outros países, onde é comum lavar toda a área genital depois de urinar, em vez de passar um papel higiênico quimicamente perfumado.

Além do mais, se os pelos púbicos são tão naturais, por que só os adquirimos na puberdade? Será que devemos acreditar que todas as crianças estão sujeitas a infecções bacterianas por não terem pelos púbicos?

Redução da penetração sexual

A Tigresa raramente permitia a completa inserção do pênis em sua vagina ou permitia que o homem atingisse o orgasmo por meio da penetração. No período de treinamento de uma Tigresa Iniciante, ela cessaria todos os atos de inserção do pênis ou reduziria drasticamente sua frequência.

Mantendo o monte de Vênus raspado e reduzindo a penetração, a Tigresa Iniciante aceleraria a restauração de sua genitália. Ela também usava óleo de veneno de cobra ou loções à base de ginseng para tratar quaisquer mancha escura da pele, resultado do excesso de sangue atraído para a área de penetrações anteriores. Cremes de veneno de cobra ou ginseng ajudam a devolver a cor rosa claro da puberdade.

O excesso de penetração prejudica toda a área genital. Faz escurecer a cor da pele dos lábios vaginais e o monte de Vênus, resseca as secreções sexuais internas e cria bolsas de pele que ficam penduradas para fora da vulva. O excesso de penetração também pode causar o prematuro embranquecimento e perda dos pelos púbicos, a queda dos seios e a ampliação dos quadris, provocando manchas de envelhecimento pelo corpo, infecções por fungos e câncer cervical, além de facilitar a contaminação de uma série de DSTs. Todas as mulheres deveriam ser muito reservadas em relação à quantidade de penetrações.

Podemos ver os maus efeitos do excesso de penetrações nas prostitutas de rua e nas mulheres que sofrem de ninfomania. Elas envelhecem muito rapidamente e morrem jovens. Em especial no caso das prostitutas de rua, o problema do alcoolismo e o uso de drogas aumentam os prejuízos para a saúde e juventude.

Na China, uma das expressões mais antigas para a penetração era *hua yen*, combate florido. É assim chamado não apenas pela beleza da penetração, mas também pela violência que ocorre durante o ato, e que é muito dura para o corpo da mulher.

Apesar de tudo, a excitação e a produção das secreções sexuais são benéficas para a vagina, trazendo muitos nutrientes e hormônios restauradores. Todo o contato com a vagina deve levar em conta a ideia de não danificá-la. Homens e mulheres sempre devem ser muito delicados com ela.

Quando há penetração uma Tigresa Branca procura controlar a energia do pênis que penetra em sua vagina. Sempre que ela se empenha em qualquer ato em que sua vagina é tocada ou penetrada, pensará em si como uma garota de uns doze anos de idade, de modo que a energia será reduzida e evitada. O verso "Excite o lótus, mas não estrague suas pétalas" era recitado por uma boa razão.

O sêmen e a saliva

Uma vez por semana a Tigresa deverá aplicar uma mistura de sêmen com sua própria saliva na pele que circunda sua vagina e seu ânus, deixando-a secar por trinta minutos antes de retirá-la. Esta mistura, mais do que qualquer outro creme ou unguento ajudará a regenerar as células da pele e a eliminar as células mortas.

Óleos e cremes

Quando eliminar pela primeira vez os pelos por raspagem ou com cera, haverá uma coceira incômoda no monte de Vênus e área adjacente que aos poucos diminuirá; é apenas questão de tempo. Cremes (para a pele) com vitamina E, ginseng, babosa ou extratos de cobra ou jacaré são bons nutrientes para a pele ao redor da vagina. Se possível, a mulher deve usá-los diariamente. Eles não devem ser aplicados dentro da vagina; a mulher deve permitir que as secreções vaginais limpem a área da vagina e da uretra.

Inserção de pepino

Uma vez por semana, exceto durante a menstruação, as Tigresas inseriam um pequeno pepino descascado na vagina. Movimentos circulares e para dentro e para fora serviam para limpar a vagina. Elas também usavam um pepino maior, igualmente descascado, para limpar a boca e a garganta, eliminando bactérias e vírus.

Escolha um pepino de uns vinte a vinte e cinco centímetros de comprimento; descasque até mais ou menos a metade, deixando uma extremidade para a mão segurar com firmeza e fazer os movimentos. É a melhor maneira de preparar o pepino.

As Pérolas do Dragão

Na China, as Pérolas do Dragão são chamadas de *mien ling* – "campainhas da excitação" – e no Japão, eram chamadas *rin no tama* – "campainhas tilintantes". Contudo, hoje são normalmente chamadas "bolas de *ben wa*," nomes dados a duas bolinhas que a mulher insere na vagina. Inicialmente, elas continham uma bolinha menor que produzia um som tilintante. Existem as de marfim, cuja importação é ilegal e, portanto, de difícil obtenção. As melhores de todas são as de jade, que têm um fio preso; depois de inseridas na vagina, o fio é deixado para fora para facilitar a retirada.

Colocadas na vagina por seis horas pelo menos, as Pérolas do Dragão criam um suave estímulo que produz as secreções sexuais. Na China, Japão, Coréia e outros países asiáticos, são amplamente usadas por muitas mulheres, especialmente as que trabalham em indústrias e escritórios e permanecem sentadas por muitas horas. Quando a mulher se mexe, se movimenta ou caminha, as bolas se movimentam dentro da vagina e a excitam.

Essas Pérolas do Dragão servem principalmente para promover a saúde da mulher, não para a excitação sexual, embora muitas afirmem que elas são muito excitantes quando se movimentam. Elas também têm um excelente efeito para mulheres com herpes genital, pois o aumento suave das secreções sexuais reduz a tensão, que é a maior causa das erupções do herpes.

Para restaurar e aumentar os seios

A simples interrupção da penetração e a excitação do sexo oral, em que ambos dão e recebem, ajuda a restaurar a firmeza dos seios devido ao aumento das secreções das endócrinas. A excitação da vagina e os orgasmos também ajudam a aumentar os seios. No entanto, a maioria das mulheres não tem orgasmos com frequência ou intensidade suficiente para notar alguma diferença no tamanho dos seios. Alguns tipos de sutiãs hoje existentes no mercado também podem ser prejudiciais para os seios da mulher.

Etapa 1: Para restaurar a firmeza

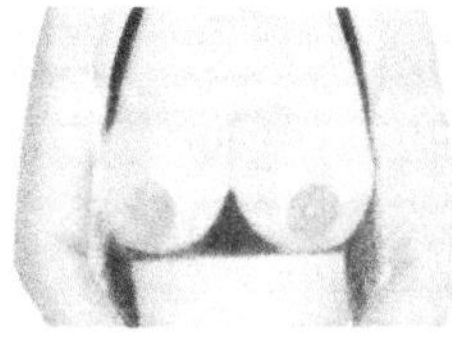

Etapa 2: Para restaurar a firmeza

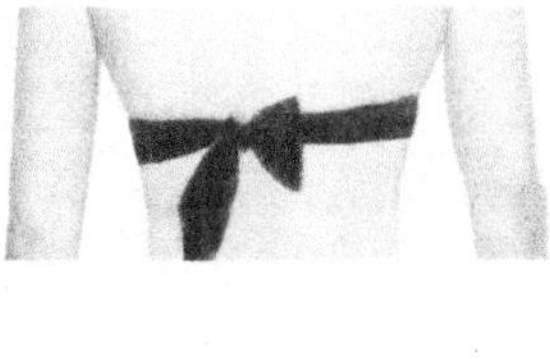

As Tigresas Brancas antigamente não se esforçavam tanto para obterem seios grandes, mas para terem seios firmes, de forma perfeita, como eram na juventude. Mamilos grandes, soltos, eram considerados mais sensuais e mais atraentes do que seios grandes. Uma das maneiras usadas para restaurar a firmeza e aumentar o tamanho dos seios era passar uma faixa de seda pelo pescoço, passando as duas pontas por baixo dos seios que depois eram enroladas nas costas e amarradas, de modo que os seios eram puxados para cima e se juntavam. Os mamilos não eram cobertos pois precisavam respirar e não ser empurrados para dentro dos seios, como fazem os sutiãs usados atualmente. A Tigresa Branca também dormia à luz da lua com os mamilos expostos pois acreditava que isto deixaria os seios mais cheios.

A parte de cima é a primeira parte a deteriorar e cair, provocando a queda dos seios. Depois os seios decaem para os lados do corpo e se achatam. As Tigresas Brancas faziam os exercícios descritos abaixo para ajudar a anular esse dano. Os Exercícios de Tratamento da Tigresa também serviam para restaurar os seios e diminuir o fluxo menstrual.

Para enrijecer a parte de cima dos seios

Exercitar o músculo atrás do tecido gorduroso da parte superior dos seios ajuda a restaurar sua firmeza. Para a restauração desta parte, todos os exercícios devem ser usados em conjunto com este.

Sente-se com as costas retas na ponta de uma cadeira. Tire a roupa. Esfregue uma das mãos na outra vigorosamente para aquecê-las. Coloque cada mão na parte de cima e de fora de cada seio e faça movimentos firmes, pressionando e empurrando diagonalmente para cima. Faça este movimento quarenta e oito vezes por dia, durante cem dias.

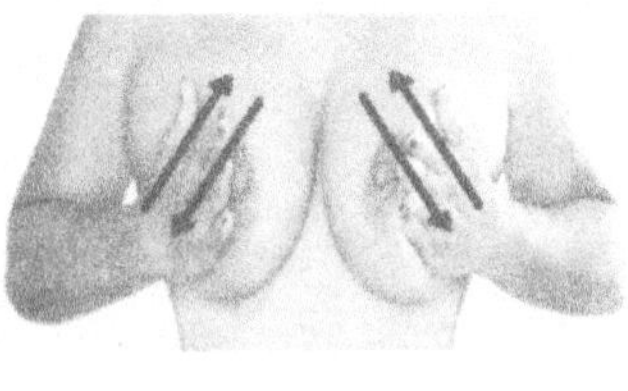

Para enrijecer os seios

PARA LEVANTAR OS SEIOS

Este exercício ajuda a firmar as glândulas produtoras do leite na parte inferior dos seios e reforça o músculo que está por trás. Isto ajudará a superar a queda e também a enrijecer a parte superior. Não passe as mãos sobre os mamilos pois isto causará desconforto.

Novamente, depois de sentar-se ereta e esfregar as duas mãos para aquecê-las, coloque as palmas das mãos em concha sob cada um dos seios. Sem tentar mover as mãos e baseando-se mais nos movimentos dos braços e ombros, pressione e empurre os seios para cima e para dentro. Faça isto quarenta e oito vezes por dia, durante cem dias.

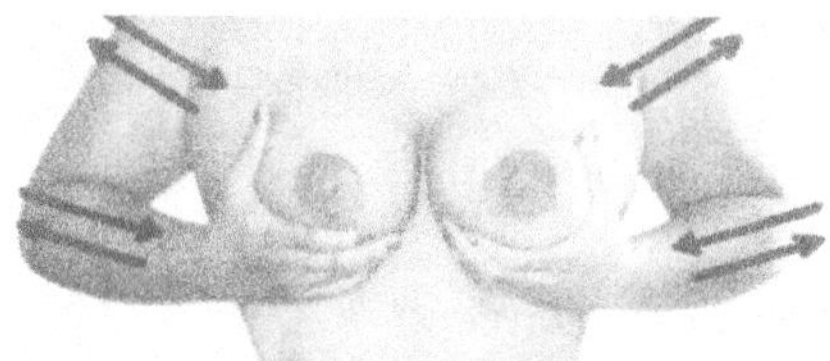

Para levantar os seios

COMPRIMIR OS SEIOS PARA FORA

Este exercício reforça e firma a parte superior dos seios, todas as glândulas do leite e o músculo detrás. Também ajuda a esticar e encher mais os seios.

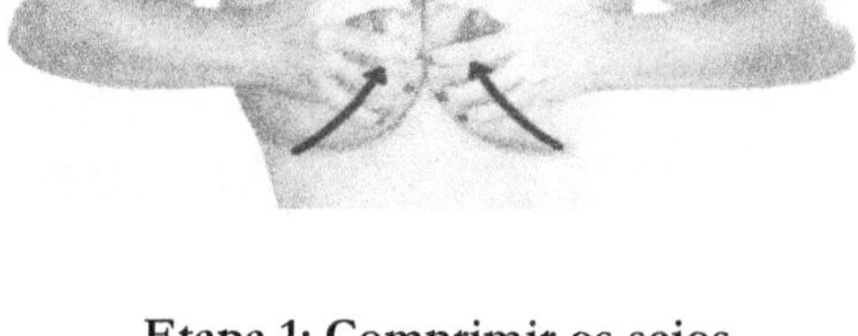

Etapa 1: Comprimir os seios

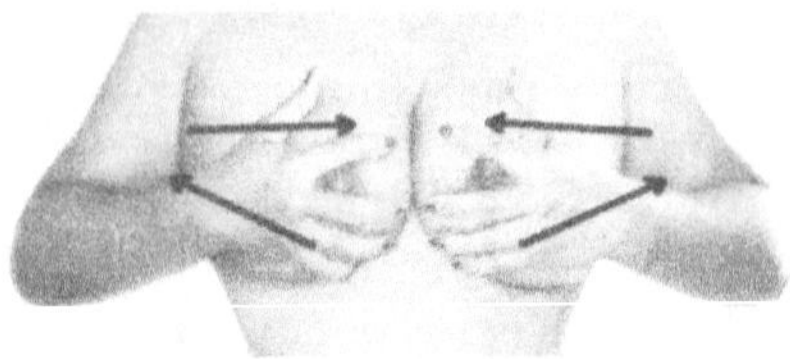

Etapa 2: Comprimir os seios

Mais uma vez, sentada ereta, aqueça as mãos. Coloque cada mão sobre cada seio, com os mamilos entre o indicador e o dedo médio. Comprima os seios, empurrando para fora. Faça isto quarenta e oito vezes por dia, durante cem dias. Cuidado para não apertar os mamilos entre os dedos.

Para aumentar os mamilos

Este exercício serve para alongar e protuberar os mamilos. A pressão para fora deve ser delicada. Coloque as polpas das pontas do indicar e do polegar em torno de cada mamilo. Puxe delicadamente para fora cerca de 2 a 3 centímetros. Segure nesta posição e inspire profundamente, estendendo o peito e os seios para a frente. Segure a respiração um pouco e depois exale, sem levar as pontas dos mamilos para dentro com a exalação. Mantenha-os presos nos dedos sustentando a distância entre eles. Inspire novamente. Repita este procedimento trinta e seis vezes, e faça o mesmo por cem dias.

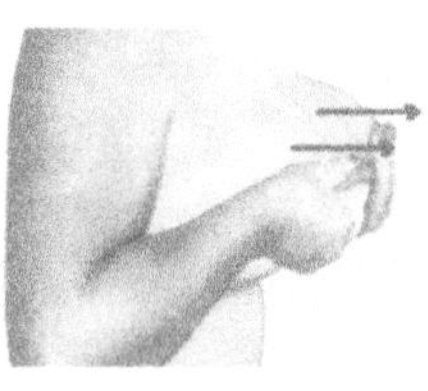

Para aumentar os mamilos

Para inchar as auréolas

Este exercício é mais difícil e normalmente precisa de um parceiro, a não ser que a mulher consiga colocar os próprios mamilos na boca. O exercício ajuda a dar uma aparência de inchaço às auréolas e firmará os seios, que parecerão mais salientes. É bom que um homem faça isto mas é melhor se uma mulher ajudar, pois ela terá maior sensibilidade ao aplicar a pressão e sugar toda a área do mamilo.

Primeiro sente-se e ponha as mãos em concha sob os seios, com o polegar sobre a parte de cima da auréola e o indicador sob ela. Peça ao parceiro ou parceira para colocar os lábios de modo a abranger toda a auréola. Com movimentos firmes, mas delicados, o seio será sugado para dentro da boca e ali mantido enquanto a mulher inspira e enche o peito de ar. Repita este mesmo procedimento pelo menos quarenta e oito vezes por dia, durante cem dias.

Depois dos cem dias, a Tigresa fará esses exercícios uma ou duas vezes por semana.

Os exercícios de tratamento da Tigresa

Os exercícios que seguem destinam-se a aumentar os seios, reduzir o fluxo menstrual, aumentar a sensibilidade dos mamilos, prevenir caroços e o câncer das mamas. Alguns desses exercícios são chamados de "exercícios da corça" em outras escolas de taoísmo.

Se possível, faça os Exercícios de Tratamento da Tigresa duas vezes por dia durante cem dias, e depois, diariamente, apenas durante o período menstrual.

A restauração dos seios

Sente-se ereta, com as pernas cruzadas. Coloque um travesseiro sob as nádegas para ajudar a levantar os quadris, de modo que os joelhos possam tocar o chão. Para quem domina essas técnicas, é melhor usar um colchão e uma almofada de meditação.

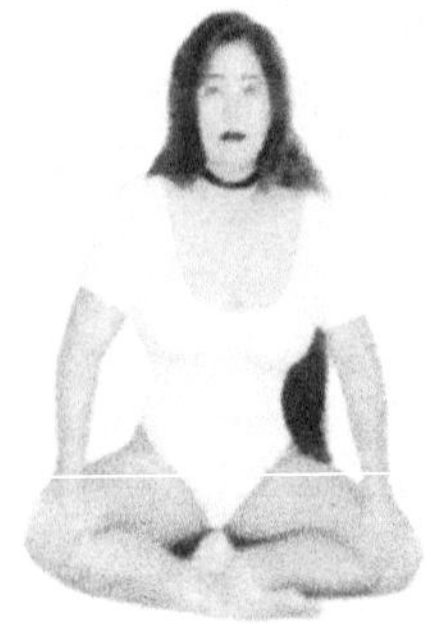

Posição sentada. Restauração dos seios

É melhor tirar toda a roupa, mas para conservar o calor ou sentir-se melhor, enrole um cobertor sobre os ombros e o corpo ou use roupas confortáveis.

Se possível, puxe o calcanhar esquerdo, colocando-o diretamente contra a vagina. Se você não é flexível o bastante para isto, use um objeto pequeno com forma de pênis, introduza-o três a cinco centímetros na vagina e deixe-o ali, como se a cabeça de um pênis estivesse inserida. Se estiver no período menstrual, coloque uma bola qualquer entre o calcanhar e a vagina. É importante bloquear qualquer vazamento de qi da vagina durante esses exercícios.

Esta técnica tem quatro exercícios separados:

1. Esfregue bem as mãos até aquecerem e coloque-as sobre os seios, com os mamilos entre o polegar e indicador de cada mão. Por um momento, sinta o calor das mãos penetrando nos seios. A seguir, faça delicadamente uma rotação para cima, para fora e para dentro. Primeiro a mão direita fará a rotação no sentido dos ponteiros do relógio e a esquerda, a direção contrária. Faça pelo menos quarenta e oito rotações com as mãos.

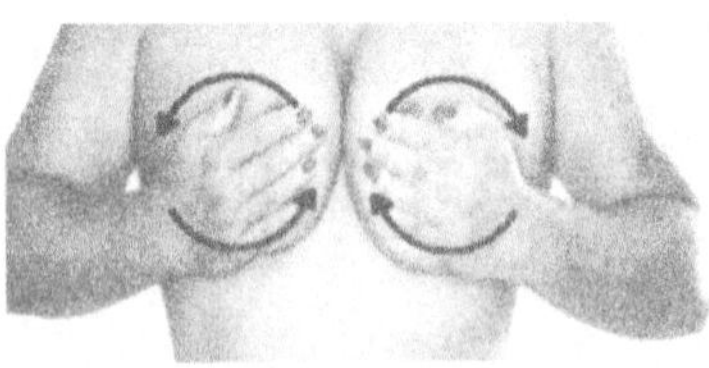

Etapa 1: Restauração dos seios

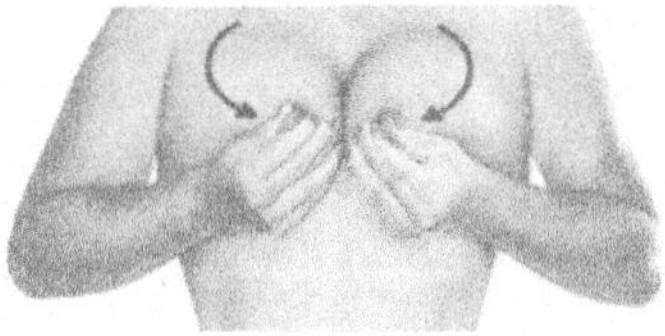

Etapa 2: Restauração dos seios

2. Esfregue as pontas dos dedos para aquecê-las e, com apenas quatro dedos, massageie simultaneamente a auréola dos dois seios no mesmo movimento circular. Novamente, quarenta e oito rotações.

3. Esfregue as pontas dos dedos até aquecê-las e, também com apenas quatro dedos, massageie toda a área dos seios usando pequenos movimentos circulares, conforme a ilustração. Mais uma vez, faça quarenta e oito rotações.

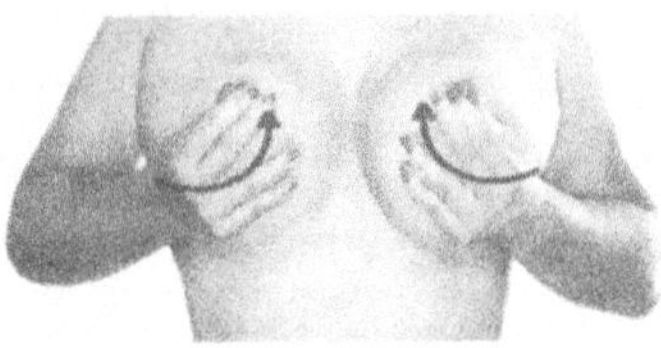

Etapa 3: Restauração dos seios

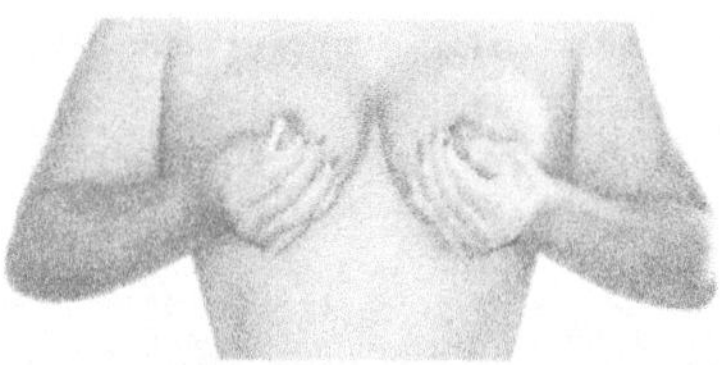

Etapa 4: Restauração dos seios

4. Esfregue as mãos até aquecê-las e novamente segure os mamilos entre o polegar e o indicador de cada mão. Inale e empurre o mamilo levemente para a frente, exale e solte. Repita vinte e quatro vezes.

Benefícios. Esses exercícios servem para firmar e aumentar os seios e mantê-los saudáveis; ajudam por isso, a prevenir tumores dos seios. Esses exercícios também aumentam a energia e as secreções sexuais.

Para aumentar a energia sexual

Na mesma posição sentada, comece a contrair e fechar o ânus e a vagina. Puxe-os para dentro e para cima com a inalação e sinta os seios se expandindo quando você faz isto. Da mesma forma, o abdômen será puxado para dentro. Segure a respiração e a contração contando até dez e depois solte a respiração, exalando com a boca aberta. Em todos os exercícios inale pelo nariz e solte a respiração pela boca.

Faça este exercício no mínimo vinte e quatro vezes, mas será melhor se forem quarenta e oito vezes. Será preciso alguma prática para chegar a este número.

Benefícios. Este exercício basicamente estimula todo o sistema endócrino, aumentando o nível das secreções e da energia sexual além de regular o ciclo menstrual.

Para aumentar os seios

Novamente na mesma posição, esfregue as mãos até aquecê-las e coloque-as sobre os seios como antes, com os mamilos entre o polegar e o indicador, sentindo o calor penetrar nos seios antes de continuar. Segurando os seios como antes e com o objeto na forma de pênis ou uma bola ainda no lugar, faça trinta e seis contrações do ânus e da vagina. Não se preocupe em segurar a respiração ou sincronizá-la com os movimentos.

Faça então trinta e seis movimentos rápidos de fora para dentro com as mãos pressionando delicadamente os seios para fora e depois para cima.

Depois faça trinta e seis movimentos rápidos de dentro para fora pressionando os seios para dentro e para cima.

Benefícios. Os movimentos para fora servem para firmar os seios e dispersar quaisquer caroços que estejam se formando neles. Os movimentos para dentro servem para aumentar os seios e estimular a circulação do sangue nos seios.

Para apertar a vagina

Ainda sentada, mas com as pernas estendidas, gire os tornozelos para dentro, um na direção do outro – inale, enquanto isso.

Puxe os dedões dos pés para o corpo e segure a respiração (ao mesmo tempo, feche o ânus).

Por fim, exale e relaxe os pés e as pernas.

Repita pelo menos vinte e quatro vezes.

Benefícios. Este exercício é usado para apertar os músculos da vagina e aumentar a energia sexual.

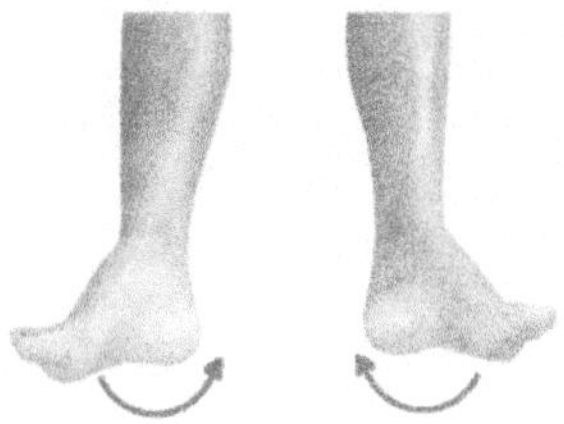

Etapa 1: Para apertar a vagina

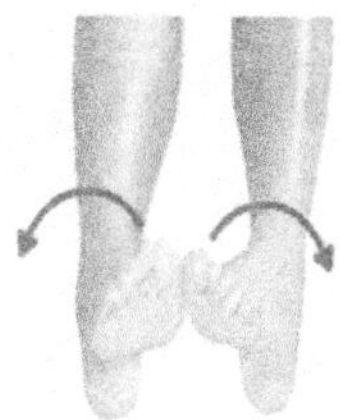

Etapa 2: Para apertar a vagina

Para restaurar os ovários

Este exercício tem três partes.

1. Deitada, com as pernas juntas, coloque as mãos (depois de as esfregar para aquecê-las) com os indicadores se encontrando sobre o clitóris, os polegares sobre o umbigo e os dedos anulares e os mindinhos dobrados e localizados diretamente sobre os ovários – as duas mãos formando assim um triângulo.

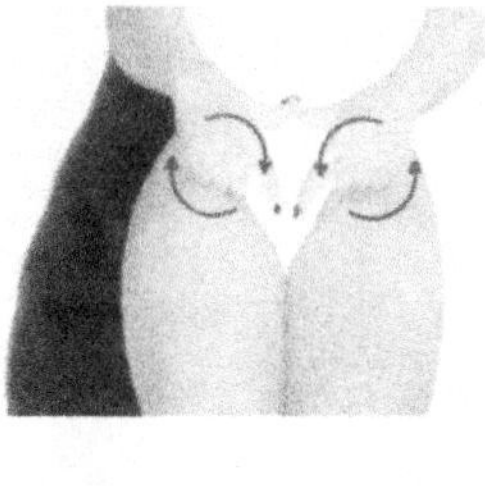

Etapa 1: Para restaurar os ovários

Dando atenção aos anulares e mínimos, massageie os ovários em círculo quarenta e oito vezes. Depois, pressione os ovários com os anulares e mínimos e aperte a vagina e o ânus durante doze inspirações. Por fim, apenas deixe as mãos onde estão e respire profundamente doze vezes, inspirando pelo nariz e expirando pela boca.

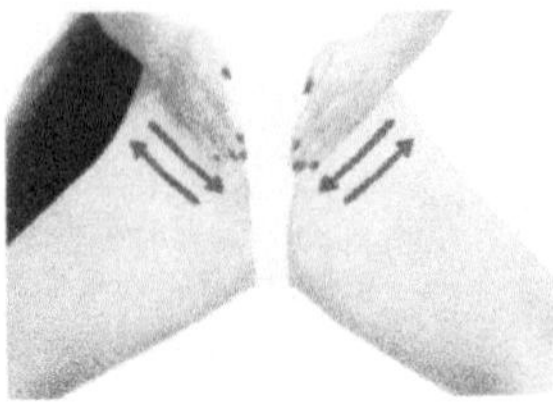

Etapa 2: Para restaurar os ovários

2. Ainda deitada de costas, abra bem as pernas e mais uma vez aqueça as mãos. Coloque a borda externa de cada mão sobre cada lado do monte púbico e massageie vigorosamente até sentir a área aquecida.
3. Role sobre o lado direito do corpo. Coloque a palma da mão direita sob a cabeça, debaixo do ouvido direito. Coloque a palma da mão esquerda sobre toda a vulva. O tornozelo esquerdo deverá estar sobre o pé direito, com os joelhos ligeiramente dobrados. Respire naturalmente nesta posição com toda a atenção concentrada no baixo abdômen durante cinco a quinze minutos.

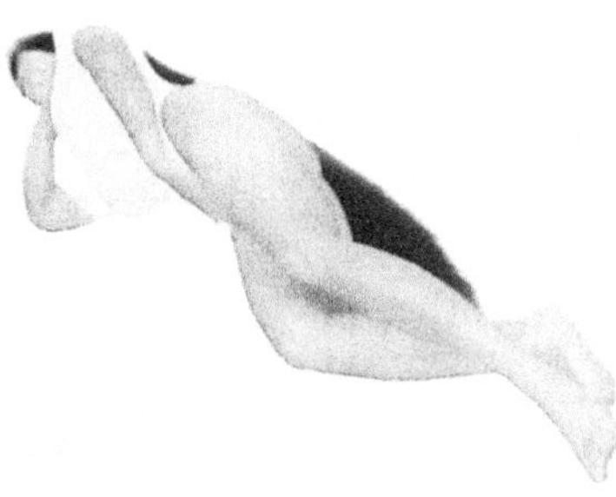

Etapa 3: Para restaurar os ovários

Benefícios. Esses exercícios servem especialmente para ajudar a regular e reduzir o fluxo menstrual, para estimular o aumento das secreções sexuais na vagina e para prevenir cistos e outros problemas semelhantes.

Exercícios para afinar a cintura

A seguinte série de movimentos, além de ser uma excelente forma de *qigong*, foi criada para afinar a cintura, deixando-a mais flexível. O objetivo destes exercícios é estimular os órgãos internos para que funcionem bem – mais especificamente, dissolver o tecido gorduroso no abdômen, ajudar a regular os intestinos e fortalecer a coluna.

À primeira vista os exercícios não parecem muito eficazes para afinar a cintura, mas uma das principais razões pelas quais a linha da cintura se expande com o tempo é porque os órgãos internos funcionam mais lentamente conforme envelhecemos. Como o metabolismo se torna mais lento, não queimamos o alimento e a gordura tão depressa quanto na juventude. Quando a cintura e a espinha se tornam flexíveis e fortes, os órgãos internos também. Lembre-se de que os cinco órgãos internos básicos (as Cinco Vísceras) estão situados no tronco e na área do baixo abdômen do corpo humano. Se não funcionarem devidamente resultará acúmulo de gordura e deterioração dos músculos. Se um órgão deixa de funcionar bem, afetará os outros. Os movimentos destes exercícios, por um período de três meses, estimulam os órgãos a funcionar adequadamente de novo.

Os exercícios para afinar a cintura são muito benéficos para tornar todo o organismo flexível; têm um efeito magnífico para regular os rins e os intestinos, firmar os seios e apertar e restaurar os músculos vaginais. Eles também são muito úteis para prevenir a curvatura da espinha e ajudar a manter ereta a coluna de uma mulher de mais idade. De modo geral, esses métodos são ideais para evitar que a mulher adquira uma cintura de tamanho exagerado e impedir o afrouxamento dos músculos pélvicos, mantendo também a cérvix alinhada. Os exercícios para afinar a cintura ajudam a tornar os músculos das costas fortes e flexíveis, trazendo graça ao corpo e aos movimentos da mulher.

São muito simples, e o essencial é manter a disciplina e realizá-los todos os dias. É melhor fazê-los duas vezes por dia, depois do banho, antes de se vestir – mas não durante a menstruação. Devem ser feitos em um local tranquilo e limpo, sem observadores. Também é melhor que estes exercícios precedam os seguintes, das Costas da Tigresa.

Esta série de exercícios tem formas variadas nas diferentes escolas taoístas e não é exclusiva das Tigresas Brancas, embora a maneira de realizá-los aqui apresentada pertença a seu sistema de treinamento. Esses métodos têm uma longa história nos exercícios taoístas para homens e para mulheres. Para os homens, são os chamados exercícios do Dragão que Nada ou a Tríplice Pulseira que Circunda a Lua. Os exercícios para as mulheres são chamados Cintura Fina ou a Tigresa Abanando o Rabo.

No final da dinastia Chou (720-222 a.C.), por toda a Ásia havia a tradição de as mulheres adquirem a chamada cintura de vespa – uma cintura muitíssimo fina que era considerada perfeita quando o parceiro conseguia literalmente circundá-la com as duas mãos. Era considerado muitíssimo erótico. Esse tipo de redução da cintura era obtido com o uso de uma cinta ou faixas muito apertadas em volta da cintura. Entretanto, era comum que isto causasse câncer no fígado ou disfunções intestinais gravíssimas. Em contrapartida os exercícios para afinar a cintura usados pelas Tigresas são totalmente seguros.

A essência desses exercícios está em fazer círculos com as mãos em conjunção com a cintura e a respiração. As pernas e os quadris também devem ser estendidos e trabalhados, seguindo os movimentos das mãos. Todos os movimentos circulares devem ser praticados de modo a atingirem um elevado nível de precisão e simetria.

A série inteira exige apenas minutos para ser realizada. Esses exercícios devem ser feitos mais ou menos lentamente, mas não tão lentamente que sobrecarreguem a respiração. É muito importante ir aos poucos, conjugando gradualmente a respiração com os movimentos, de modo a que os círculos venham a fluir uniforme e naturalmente.

Os exercícios estão divididos em duas seções, a *Tigresa torce o rabo para baixo* e a *Tigresa torce o rabo para cima*; em cada seção há três manobras circulares. Nos três primeiros círculos (Tigresa torce o rabo para baixo) o corpo se movimenta para baixo em três etapas e é movimentado para cima em três etapas nos três últimos círculos (Tigresa torce o rabo para cima).

Os movimentos dos quadris começam pequenos e aumentam muito gradualmente para evitar que as iniciantes machuquem a cintura, a coluna e os rins. Em três meses, com a prática diária, os quadris podem ser movimentados mais fortemente. No começo, as iniciantes devem se concentrar em aprender os movimentos das mãos, a respiração, a mudança do ponto de equilíbrio e movimentos confortáveis dos quadris, em vez de se alongar e torcer com exagero, o que seu corpo talvez ainda não esteja preparado para fazer.

Há duas regras gerais para o movimento dos quadris. Em primeiro lugar, nenhum movimento nesses exercícios pede que as nádegas sejam empurradas para trás ou a pélvis lançada para frente. O movimento necessário é apenas jogar os quadris para a esquerda e para a direita. Em segundo lugar, quando as mãos passam para o lado esquerdo do corpo, o quadril direito vai para a direita. Quando as mãos passam para o lado direito, o quadril esquerdo vai para a esquerda. Quando as mãos estão centradas (sobre a cabeça, no meio do corpo ou apontam diretamente para baixo), os quadris são mantidos no lugar, sem se projetarem em nenhuma direção.

Deve-se observar três aspectos importantes nesses exercícios seguindo as instruções que seguem e as fotografias que os acompanham:

1. As setas nas fotografias indicam tanto o caminho das mãos nos movimentos circulares quanto o nível a que o corpo deve se abaixar ou curvar. As setas também mostram o caminho das mãos da extremidade de um movimento ao início do movimento seguinte. Por exemplo, veja na foto da etapa 2: as setas indicam o movimento seguinte das mãos para a etapa 3 – e assim por diante.

2. A Tigresa nas fotos não está mostrando os movimentos amplos dos quadris para o lado, como seria possível para as alunas mais adiantadas – para lembrar às iniciantes que não exagerem nos movimentos dos quadris enquanto aprendem os exercícios.

3. O domínio da respiração adequada é muito importante, porque os exercícios para afinar a cintura são basicamente um sistema *qigong*. Cada instrução indica a respiração que deve ocorrer. Ao realizar os movimentos de círculo completo com as mãos, a primeira metade de cada círculo ou movimento deve ser de inalação e a segunda parte, exalação.

Depois de adquirir competência nesses exercícios e conseguir lembrar os movimentos sem muito esforço, acrescente as seguintes instruções:

1. Ao inalar, sinta o baixo abdômen expandindo, ao exalar imagine-o se contraindo. Mantenha a atenção no baixo abdômen e assim a expansão e a contração passarão a ocorrer naturalmente. Não force essas ações.
2. Ao inalar, puxe os músculos vaginais para cima e para dentro, e imagine as auréolas e mamilos se expandindo, como se aumentassem.
3. Ao exalar, solte o músculo vaginal e imagine os mamilos alongando-se para fora.
4. Mantenha a língua no céu da boca para ajudar a produzir saliva e manter a garganta úmida durante todo o tempo dos exercícios.

Mantenha sempre o peso do corpo sobre as solas dos pés, mudando o eixo do equilíbrio conforme o lado para o qual o corpo se movimenta. As palmas das mãos se mantêm juntas em toda a série, mas não devem ser pressio-nadas demais uma contra a outra; mantenha a pressão leve e relaxada. Mantenha também a língua no céu da boca, enrole-a para cima ao longo do palato e ao mesmo tempo mantenha os lábios e os dentes unidos. Respire calmamente pelo nariz com os movimentos. Sinta-se como um tigre subindo e se torcendo entre os galhos de uma árvore enquanto faz os movimentos. Mantenha um sorriso interior, sinta-se jovem e cheia de energia.

A PREPARAÇÃO

Junte bem as pernas, com os tornozelos se tocando. Coloque as mãos firmemente ao lado do corpo fazendo com que os dedos toquem a parte externa das coxas. Empurre o queixo ligeiramente para trás de modo que a cabeça esteja ereta; imagine um fio no alto da cabeça puxando-a para cima (com isto, o pescoço esticará). Pare por um momento, sorria e pense que é jovem, respirando com muita calma e com toda a atenção no baixo abdômen. Faça pelo menos nove respirações completas para relaxar e acalmar o corpo antes de começar o exercício.

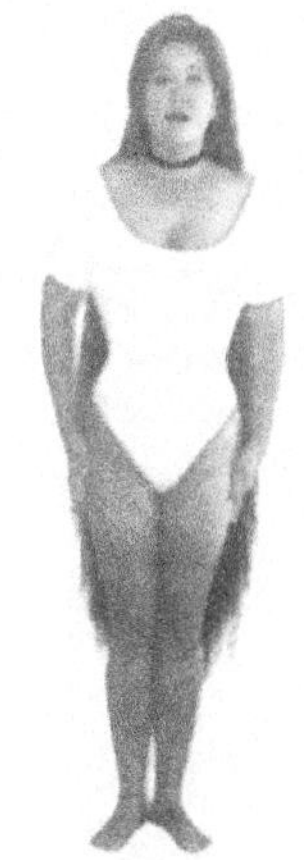

Etapa 1: Afinar a cintura

A TIGRESA TORCE O RABO PARA BAIXO

Primeiro movimento circular

Com os braços levemente apertados contra o corpo, levante os antebraços e as mãos, dobrando os cotovelos. Mantenha os joelhos ligeiramente curvos de modo que não se encontrem.

Inale ao levar as mãos à altura do peito. Quando chegarem na posição dos seios, junte as mãos (etapas 2 e 3).

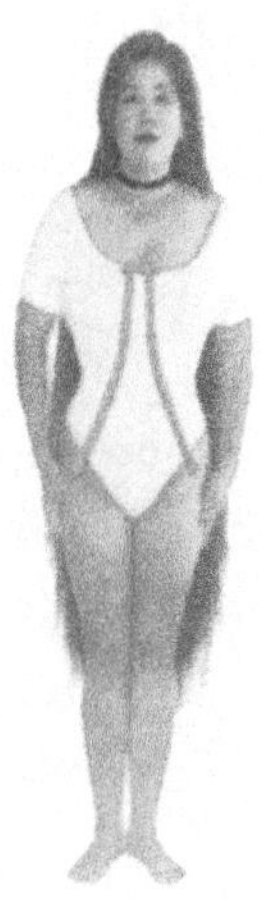

Etapa 2: Afinar a cintura

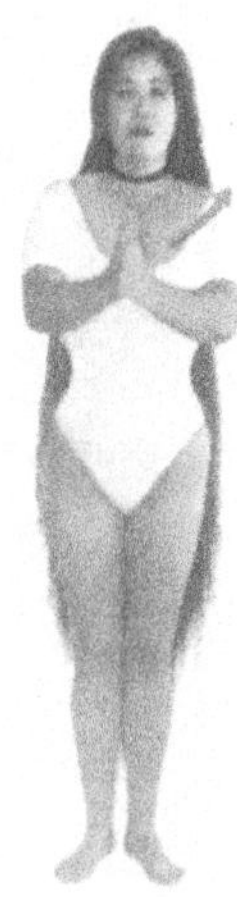

Etapa 3: Afinar a cintura

Em seguida, movimente os braços para a esquerda e levante o cotovelo direito de modo a que o antebraço esteja paralelo ao chão e o cotovelo esquerdo aponte para baixo (etapa 4). As palmas estão em um ângulo voltado para cima. Os joelhos devem continuar ligeiramente curvados. Com os braços erguidos, movimente a cabeça para a esquerda, jogando o quadril direito para a direita.

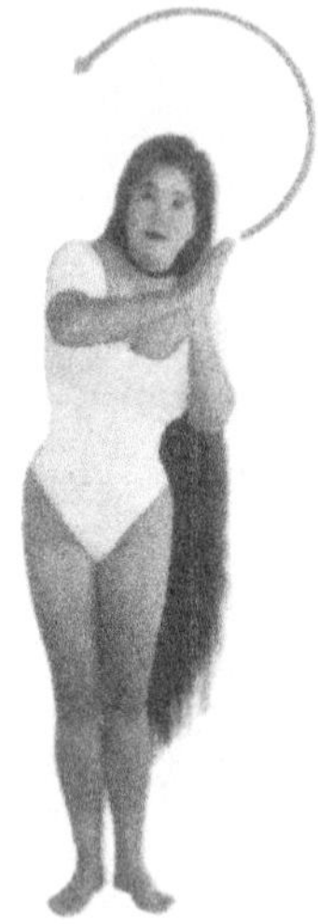

Etapa 4: Afinar a cintura

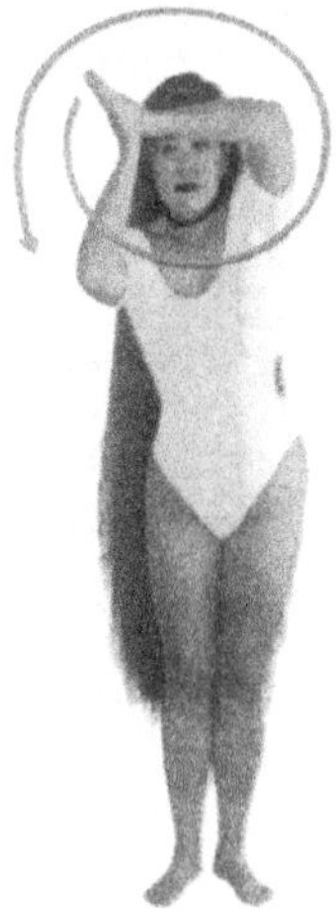

Etapa 5: Afinar a cintura

Exale levando os braços e mãos para a diagonal à esquerda.

Com as palmas ainda presas uma à outra, continue erguendo os braços para a esquerda, fazendo um círculo por cima da cabeça até os braços chegarem ao lado direito da cabeça (etapa 5). Mantenha os joelhos ligeiramente curvados.

As palmas estão agora num ângulo para cima à direita. O antebraço esquerdo é levado à altura da testa, em paralelo ao chão, o cotovelo direito aponta diretamente para baixo.

Enquanto os braços fazem o círculo para a direita movimente também a cabeça na mesma direção e jogue o quadril esquerdo para a esquerda.

Este movimento contém uma respiração completa: *inale* quando os braços são levados para cima e sobre a cabeça até a diagonal superior direita. Faça uma pausa no movimento ao chegar à posição final e *exale* sem nenhum movimento do corpo.

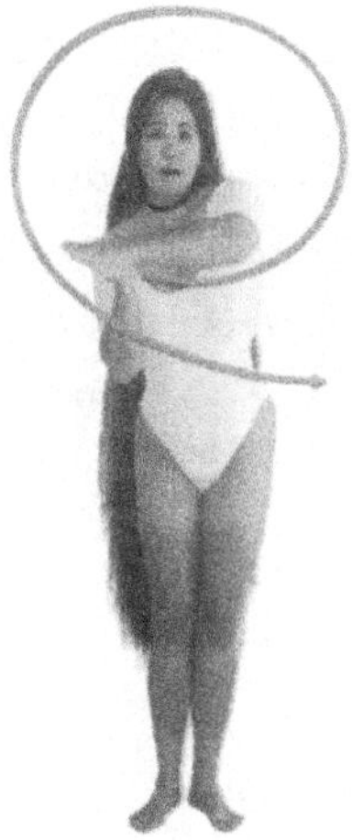

Etapa 6: Afinar a cintura

Agora trace um círculo completo com braços e mãos, levando-os para baixo e para cima em direção ao lado esquerdo, e novamente para cima e sobre o lado direito (etapa 6). Mantenha os joelhos levemente curvados.

No final desse movimento os dedos apontam diretamente para o lado direito. O cotovelo e o antebraço esquerdo são mantidos em paralelo ao chão e o cotovelo direito aponta diretamente para baixo.

Enquanto o círculo está sendo traçado, jogue o quadril direito para a direita quando os braços estiverem se movimentando para a esquerda, e jogue o quadril esquerdo para a esquerda quando os braços se movimentam para a direita.

Este movimento circular contém uma respiração completa: *inale* na primeira metade do círculo e *exale* na metade final.

Segundo movimento circular

Trace outro círculo completo com as mãos e braços, levando-os para baixo e depois para cima na direção do lado esquerdo, acima e sobre o lado direito, e depois novamente para o lado esquerdo (etapa 7). Curve os joelhos, ou incline-se, para poder agachar-se ligeiramente enquanto faz o movimento para a esquerda. (Quando se movimentar para a esquerda jogue o quadril direito para a direita; quando se movimentar para a direita, jogue o quadril esquerdo para a esquerda, e quando voltar para o lado esquerdo jogue o quadril direito para a direita.)

No final deste movimento, os dedos apontam diretamente para o lado esquerdo. Cotovelo e antebraço direito são mantidos paralelos ao chão e na altura do peito. O cotovelo esquerdo aponta para cima na diagonal.

Esse movimento circular contém uma respiração completa: *inale* na primeira metade do círculo e *exale* na metade final.

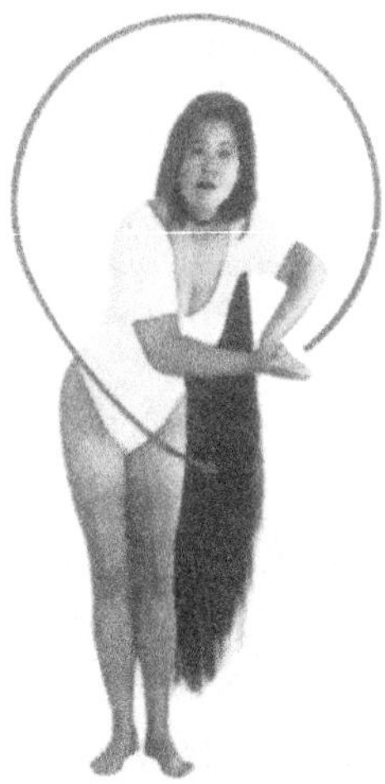

Etapa 7: Afinar a cintura

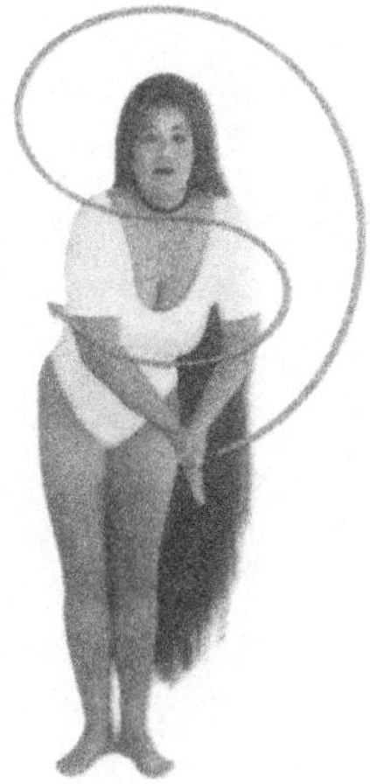

Etapa 8: Afinar a cintura

Agora trace mais um círculo completo, passando as mãos por cima da cabeça, começando do lado esquerdo para o direito, e depois de volta ao lado esquerdo. Curve um pouco mais os joelhos ou se incline para se agachar um pouco mais do que no movimento circular anterior no momento em que se movimenta para a esquerda (etapa 8). Quando estiver se movimentando para a esquerda, lembre de jogar o quadril direito para a direita e ao voltar para o lado esquerdo, jogue o quadril direito para a direita.

No final deste círculo os dedos estarão apontando diretamente para baixo, à esquerda. Os cotovelos são mantidos alinhados na altura do peito.

Este segundo movimento circular contém uma respiração completa: *inale* na primeira metade e *exale* na metade final.

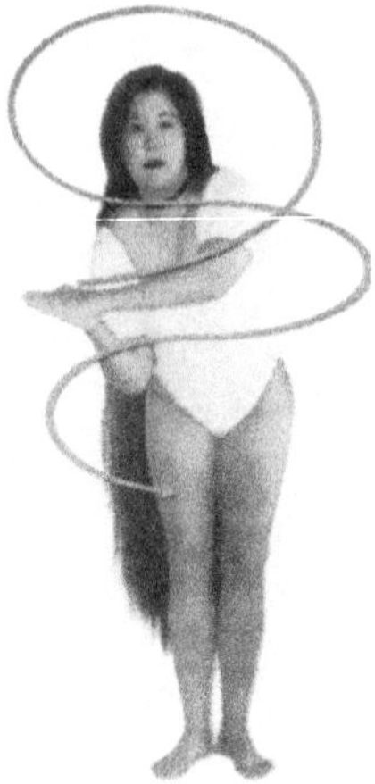

Etapa 9: Afinar a cintura

Terceiro movimento circular

Trace um círculo com as mãos e os braços, levando-os para cima e acima da cabeça do lado esquerdo e para baixo no lado direito. No movimento circular descendente faça um "S" com mãos até elas alcançarem a altura relativa apresentada na etapa 9. Agache-se o mais possível, ou incline-se, ao descer com o movimento em "S". Ao fazer o "S" movimente os quadris para o lado oposto ao lado a que se dirigirem as mãos, como é feito em todos os movimentos.

No final deste movimento os dedos estarão apontando diretamente para o lado direito. O antebraço e cotovelo esquerdos são mantidos paralelos ao chão, à altura do peito, e o cotovelo direito aponta diretamente para baixo.

Este movimento circular contém uma respiração completa: inale na primeira metade do círculo (até as mãos estarem estendidas acima da cabeça, dedos apontados para cima) e exale enquanto faz o movimento em "S".

Trace agora outro círculo com mãos e braços, levando-os da direita para a esquerda, depois para cima e acima da cabeça para o lado direito. No movimento circular descendente faça um "S" com as mãos e os braços até atingir a posição mais baixa mostrada na etapa 10. Agache-se o mais baixo possível ou incline-se quando estiver descendo com o movimento em forma de "S".

Lembre-se: ao fazer o movimento para o lado esquerdo jogue o quadril direito para a direita, quando se movimentar para a direita, jogue o quadril esquerdo para a esquerda; ao fazer o "S" movimente os quadris na direção oposta à das mãos.

No final do "S" os dedos estarão apontando diretamente para baixo, com as costas da palma direita voltadas para baixo. Os cotovelos são mantidos na altura do peito.

Este terceiro movimento circular contém duas respirações completas: *inale* na primeira metade do círculo (até as mãos estarem estendidas acima da cabeça, dedos apontando para cima) e *exale* ao levar as mãos para baixo em movimento na frente do corpo. Inale na primeira metade do "S" e exale na segunda metade.

Neste ponto, faça uma pausa, segure a respiração enquanto se sentir confortável, depois inale e exale três vezes antes de começar o movimento seguinte.

A Tigresa torce o rabo para cima

Primeiro movimento circular

Começando na última posição agachada ou inclinada, mais uma vez trace um círculo para a esquerda com as mãos, levantando pelo lado esquerdo e passando-as por cima da cabeça até lado direito. Quando estiver se movimentando para o lado esquerdo jogue o quadril direito para a direita e quando se movimentar para a direita, jogue o quadril esquerdo para a esquerda.

No movimento circular descendente faça um "S" com as mãos até atingir a altura relativa mostrada na etapa 11, trazendo o corpo ligeiramente acima da posição mais baixa da etapa. Mais uma vez, movimente os quadris na direção oposta à dos movimentos das mãos, como acontece em todos os movimentos.

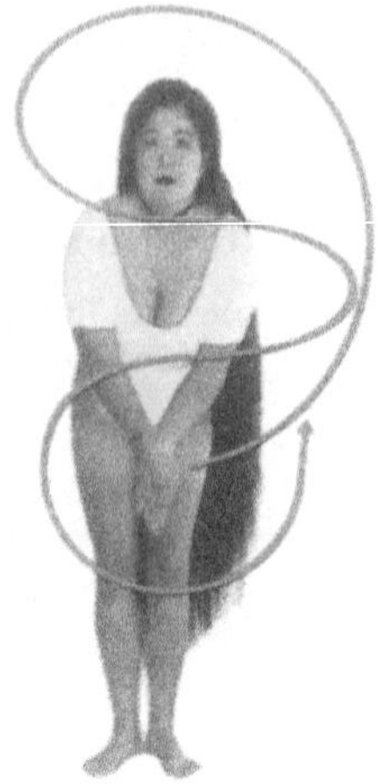

Etapa 10: Afinar a cintura

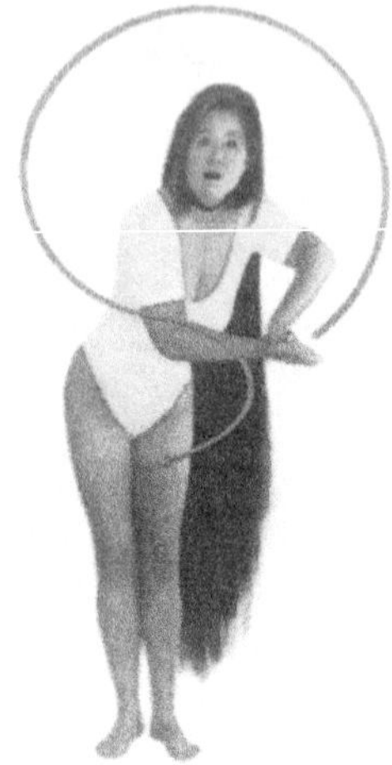

Etapa 11: Afinar a cintura

No final deste movimento circular, os dedos apontam diretamente para o lado esquerdo, com as costas da mão direita para baixo. O cotovelo e o antebraço esquerdo são mantidos em paralelo ao chão na altura do peito, e o cotovelo esquerdo aponta para cima, numa diagonal.

Este movimento contém duas respirações completas. *Inale* na primeira metade do círculo (até as mãos estarem estendidas acima da cabeça, dedos apontando para cima) e *exale* enquanto leva as mãos para baixo, movimentando-se na frente do corpo. *Inale* na primeira metade do "S" e *exale* na metade final.

Trace agora um círculo completo com as mãos e braços, levando-os de baixo para cima ao longo do lado esquerdo, depois por cima da cabeça até o lado direito. Ao fazer o movimento descendente circular, faça um pequeno gancho com as mãos e os braços até chegarem à posição mostrada na etapa 12. Agache ou incline-se um pouco ao levar mãos e braços para baixo no final do movimento.

Quando fizer o movimento para o lado esquerdo, jogue o quadril direito para a direita e quando fizer o movimento para o lado direito, jogue o quadril esquerdo para a esquerda. Quando estiver fazendo o movimento em forma de gancho, movimente sempre os quadris na direção oposta à das mãos, como acontece em todos os movimentos.

Ao final deste movimento em gancho os dedos estão apontando diretamente para baixo, com as costas da mão direita voltadas para o corpo e as da mão esquerda para fora. Os cotovelos devem estar alinhados na altura do peito.

Este movimento circular contém uma respiração completa. *Inale* na primeira metade do círculo (até as mãos estarem estendidas acima da cabeça, dedos apontando para cima) e *exale* ao levar mãos e braços para baixo, movimentando-se diante do corpo e formando o pequeno gancho.

Segundo movimento circular

Trace um círculo com as mãos e os braços, levando-os de baixo para cima ao longo do lado esquerdo, passando-os sobre a cabeça até o lado direito. No movimento circular descendente faça um "S" maior com as mãos e os braços até chegar à posição apresentada na etapa 13. Agache-se bastante para formar o círculo inferior e o movimento em "S", depois levante devagar o corpo ao erguer mãos e braços no final do movimento circular.

Ao fazer o movimento para a esquerda jogue o quadril direito para a direita, quando fizer o movimento para a direita jogue o quadril esquerdo para a esquerda. Ao fazer o "S" e o movimento circular final, movimente os quadris para o lado oposto à direção em que as mãos estiverem, como em todos os movimentos.

No final deste movimento os dedos estarão apontado diretamente para o lado direito, com as costas da mão direita voltadas para baixo. O cotovelo e o antebraço esquerdo são mantidos em paralelo ao chão na altura do peito, e o cotovelo direito aponta direto para o baixo.

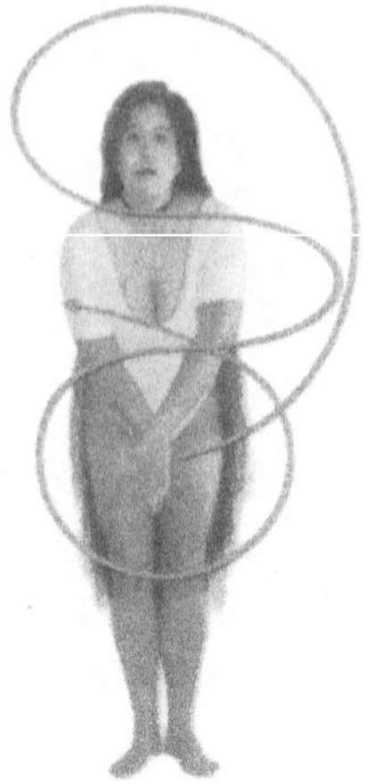

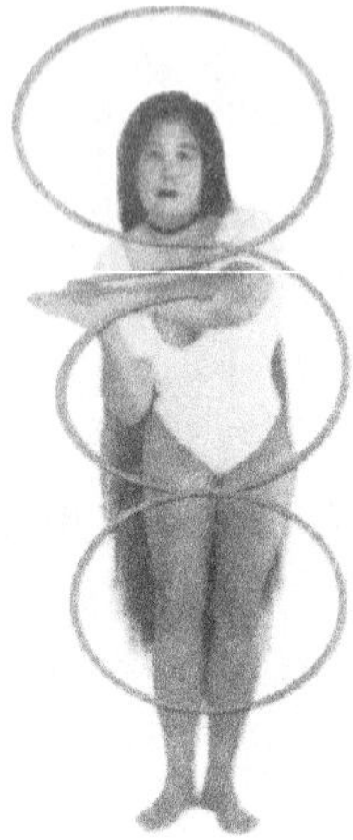

Etapa 12: Afinar a cintura **Etapa 13: Afinar a cintura**

Este movimento circular compreende três respirações completas. *Inale* na primeira metade do círculo (até os braços estarem estendidos acima da cabeça, dedos apontando para cima) e *exale* ao descer mãos e braços até a frente do corpo. *Inale* durante a primeira metade do "S" e *exale* na segunda metade. *Inale* enquanto as mãos sobem e se movimentam para a esquerda, *exale* enquanto elas se movimentam sobre a cabeça para a direita no último movimento circular.

Agora trace três movimentos circulares completos com as mãos e os braços, levando-os primeiro do lado direito para o esquerdo, depois para cima, sobre a cabeça e para a direita. Depois, no movimento circular descendente do meio do corpo (altura do pescoço) faça um grande "S" invertido com as mãos e os braços até chegarem abaixo dos joelhos. Agache-se ou incline-se o mais possível ao realizar este movimento. Depois, traçando um "S" de baixo para cima, leve as mãos e o corpo para cima na posição da etapa 14.

Ao movimentar-se para o lado esquerdo jogue o quadril direito para a direita; ao movimentar-se para a direita, jogue o quadril esquerdo para a esquerda. Ao executar o grande "S invertido para baixo e o grande "S" de baixo para cima, os quadris são jogados para o lado oposto ao do movimento das mãos – como em todos os movimentos.

No final deste "S" os dedos estão apontando numa diagonal para cima, e para a esquerda. O cotovelo esquerdo é mantido levemente abaixo do direito na altura do peito.

Este movimento circular contém três respirações completas. *Inale* na primeira metade do círculo (até as mãos estarem estendidas acima da cabeça, dedos apontando para cima), *exale* ao levar mãos e braços para baixo, passando diante do corpo (altura do pescoço). *Inale* durante a primeira metade do "S" invertido e *exale* na última metade. *Inale* durante a primeira metade do "S" de baixo para cima, *exale* na metade final.

Terceiro movimento circular

Trace três movimentos circulares completos com as mãos e os braços, primeiro levando-os para cima pela esquerda, por cima da cabeça e descendo pela direita. No movimento circular a partir do meio do corpo (na altura do pescoço) faça um grande "S" invertido com mãos e braços até chegarem abaixo dos joelhos, agache-se ou incline-se o máximo que puder ao fazer este movimento. Depois, como se estivesse traçando um "S" de baixo para cima, levante as mãos e o corpo para a posição da etapa 15.

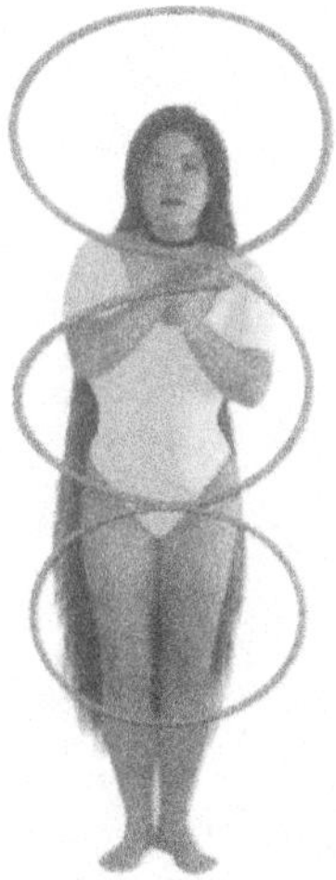

Etapa 14: Afinar a cintura

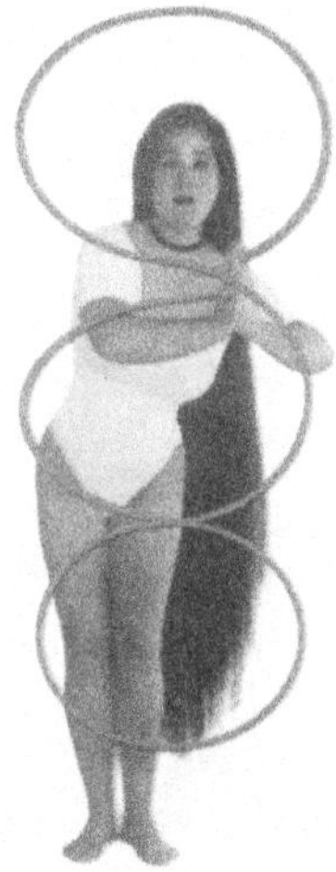

Etapa 15: Afinar a cintura

Ao se movimentar para a esquerda jogue o quadril direito para a direita e ao se movimentar para a direita jogue o quadril esquerdo para a esquerda. Ao fazer o grande "S" invertido para baixo e o grande "S" de baixo para cima, os quadris devem ser jogados para o lado oposto ao movimento das mãos – como em todos os movimentos.

No final deste último "S" os dedos estarão apontando diretamente para cima e mantendo distância do lado esquerdo do corpo. O cotovelo e o antebraço direito são mantidos paralelos ao chão e o cotovelo esquerdo estará afastado do corpo na altura do peito.

Este movimento circular contém três respirações completas. *Inale* na primeira metade do círculo (até as mãos estarem acima da cabeça, com os dedos apontados para cima) e *exale* ao descer mãos e braços à frente do corpo (na altura do pescoço). *Inale* na primeira metade do grande "S" invertido e *exale* na segunda metade. *Inale* na primeira metade do "S" feito de baixo para cima, *exale* na segunda metade.

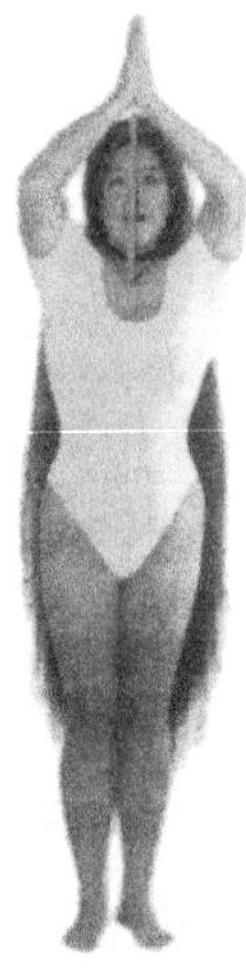

Etapa 16: Afinar a cintura

Conclusão

Leve mãos e braços para cima ao longo do lado esquerdo até a posição acima da cabeça mostrada na etapa 16, as pontas dos dedos apontadas diretamente para cima. O corpo agora está totalmente erguido, os joelhos ligeiramente dobrados. O peso está distribuído igualmente nos pés.

Inale ao erguer as mãos e braços acima da cabeça.

A seguir, leve as mãos e os braços diretamente para baixo, com os cotovelos dobrados e ligeiramente afastados dos lados do corpo, à altura do peito (etapa 17). O peso estará igualmente distribuído entre os dois pés. *Exale* ao descer as mãos e os braços a esta altura.

Por fim, abaixe as mãos aos lados do corpo (etapa 18). O peso está distribuído igualmente nos pés.

Este movimento contém uma respiração completa. *Inale* primeiro, sem fazer nenhum movimento e depois *exale* enquanto abaixa os braços e os leva aos lados do corpo.

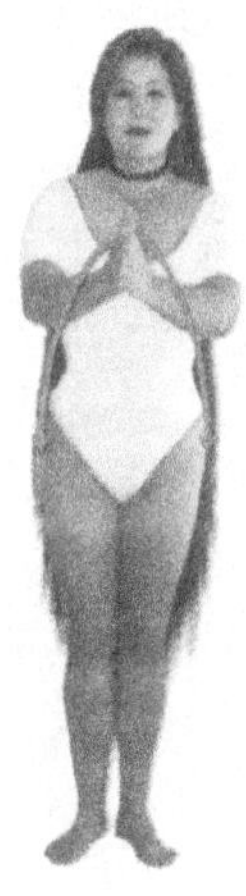

Etapa 17: Afinar a cintura

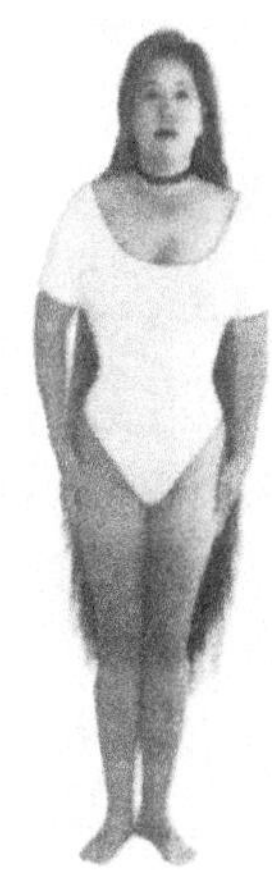

Etapa 18: Afinar a cintura

Permaneça calma e imóvel por algum tempo, sorrindo e pensando que é jovem. *Inale* e *exale* pelo menos nove vezes antes de terminar o exercício.

Toda a série de exercícios agora pode ser repetida um total de quatro vezes.

A Tigresa recebe a instrução de sorrir e pensar que é jovem durante todo o exercício para Afinar a Cintura. É um aspecto muito importante desses exercícios. Na prática, é mais um sorriso interior, em que ela se sente satisfeita, calma, de bem com tudo. Apenas um leve sorriso aparece em seus lábios.

Pensar que é jovem tem dois aspectos. Primeiro, em sua mente, a Tigresa se vê fisicamente da maneira como quer que seu corpo seja. Segundo, ela sente o quanto é desejável e bonita – sem arrogância, mas numa atitude modesta e sensata.

Exercícios com as costas

Esses exercícios devem ser realizados logo depois dos exercícios para afinar a cintura. Não apenas sua execução é muito mais difícil, como também ser competente neles. Devem ser realizados diariamente durante pelo menos seis meses para a obtenção dos benefícios inerentes.

O principal objetivo desses exercícios é reforçar a coluna e dar uma excelente flexibilidade ao corpo. Basicamente, têm os mesmos resultados benéficos dos exercícios para afinar a cintura, mas os deixam mais pronunciados.

No *Manual da Tigresa Branca* esses dois métodos de exercícios estão juntos; são chamados Torcer o Rabo da Tigresa e a Tigresa Rola e Alonga suas Costas. Não são apenas exercícios necessários para os Métodos de Restauração mas também preliminares para as técnicas de massagem e o *kung fu* da Tigresa Branca.

Os chineses consideram que, para uma boa saúde, primeiro é importante conseguir deixar a coluna dorsal flexível, mas forte, como na juventude. Observando a habilidade e a capacidade dos tigres, a Tigresa com-preende a importância do alongamento e da flexibilidade. Sem isso, o envelhecimento se instala e avança muito depressa. A incidência da artrite, o enrijecimento e a deterioração dos músculos desencadeiam o processo do envelhecimento. O alongamento mantém os músculos flexíveis e melhora a circulação do sangue pelas juntas e músculos.

Como estes são basicamente exercícios de alongamento, é necessário fazer uma advertência: tenha cautela, avance lenta e gradualmente. Normalmente as Tigresas demoram seis meses para completá-los.

É uma boa ideia sempre tomar um banho antes desses alongamentos e realizá-los em um lugar claro e agradável. Não coma antes da prática; aguarde pelo menos duas horas depois da última refeição antes de começá-los.

A Tigresa invertida

A meta desta parte dos exercícios é adquirir a capacidade de se dobrar completamente para trás, de modo a suportar o corpo nas solas dos pés e nas palmas das mãos. Além disso, uma segunda meta é adquirir a capacidade de dobrar-se completamente para frente, com a cabeça colocada entre as pernas.

Método

Dobrar para trás. Afaste os pés mantendo o dobro da largura dos ombros entre eles. Incline-se para trás com os braços estendidos acima da cabeça. Procure levar a cabeça o bastante para ver atrás, mas não force. Quando estendida e alongada ao máximo, balance delicadamente o tronco, procurando relaxar o corpo para o alongamento.

Quando conseguir se alongar a ponto de ver diretamente atrás de você, coloque uma cadeira ou mesa bem atrás e apóie-se com as palmas das mãos nela. Uma vez firmemente apoiada, balance outra vez levemente para relaxar mais o alongamento.

Quando essas ações se tornarem fáceis, peça a alguém para apoiar o meio de suas costas de modo a que você consiga inclinar-se completamente para trás com as mãos tocando o chão. Aos poucos, use cada vez mais esse apoio até conseguir fazer isso sozinha.

Dobrar para frente. Afaste os pés, mantendo-os separados mais ou menos metade da largura dos ombros. Abaixe a parte superior do tronco o máximo possível, dobrando-o na cintura. No início algumas pessoas têm de agarrar os joelhos por trás com as mãos e delicadamente forçar para baixo.

Quando a cabeça puder ser levada sem desconforto até os joelhos, use as mãos para agarrar os tornozelos e praticar um alongamento moderadamente até poder colocar a cabeça entre as pernas.

Por fim, leve as duas mãos para cima, por fora das pernas, de modo a que cada uma segure na cintura ou nas nádegas, com a cabeça estendida e ainda entre as pernas.

Agarrando os pés

A primeira meta desta parte do exercício é adquirir a capacidade de dobrar-se completamente para a frente estando sentada, agarrar as solas dos pés e colocar a cabeça nos joelhos e na barriga da perna. O segundo objetivo é inclinar-se completamente para trás com as pernas dobradas e as mãos agarrando cada pé.

Método

Dobrar para frente. Deite-se completamente relaxada de costas, numa superfície confortável, pernas juntas, tornozelos se tocando. Levante todo o tronco e dobre a cintura o máximo possível. Primeiro agarre atrás dos joelhos e faça um alongamento moderado, forçando o corpo a ir cada vez mais baixo. Por fim, agarre os dois calcanhares e deite a cabeça diretamente entre os joelhos e as barrigas das pernas.

Dobrar para trás. Sente-se ereta com os joelhos dobrados e os pés posicionados ao longo das coxas. Quando essa posição estiver confortável, agarre os calcanhares e faça o alongamento moderado até conseguir fazer o corpo se deitar completamente.

Alongando as pernas

O objetivo deste exercício é levantar as duas pernas completamente para cima e para trás de modo a colocá-las ao lado da cabeça.

Método

Deite-se completamente relaxada sobre as costas numa superfície confortável. Coloque as duas mãos atrás do joelho de uma das pernas e delicadamente puxe o joelho dobrado para o peito. Quando o joelho estiver sobre o peito estenda a perna devagarzinho e alongue-a para trás até conseguir colocá-la ao lado da cabeça.

Coçando a nuca

O objetivo deste exercício é conseguir levar o tornozelo de cada perna separadamente e depois juntá-los na nuca.

Método

Primeiro sente-se numa superfície confortável com as pernas estendidas e dobre-se sobre elas completamente até a cabeça tocar o chão. Ponha um dos tornozelos na nuca. Gradualmente, num alongamento delicado, oscilando para frente e para trás, coloque-se na posição sentada.

Quando conseguir fazer isto com uma das pernas, permaneça na posição sentada e comece a levantar a outra perna, alongando-o também delicadamente até conseguir levar o outro tornozelo à nuca.

A Tigresa se limpa

A meta deste exercício é por os braços entre as pernas e dobrar-se de modo a descansar o queixo sobre a vulva.

Método

Quando os quatro exercícios anteriores forem realizados confortavelmente, faça este. Na posição do exercício anterior (Coçando a nuca), agarre as nádegas com as mãos e bem devagarzinho comece a esticar a cabeça na direção da vulva, fazendo isto até conseguir descansar o queixo confortavelmente sobre a vulva. Os tornozelos devem estar na nuca e os joelhos debaixo dos braços.

Depois de terminar os exercícios para Afinar a Cintura, a Tigresa senta-se tranquila e dispende alguns minutos para sorrir e pensar que é jovem.

O Dragão Vermelho retorna ao Vazio

Esta é uma técnica que serve para inverter a língua e estendê-la até a faringe nasal. As Tigresas treinavam para enfiar a língua para dentro da garganta. Isto esticava e distendia o frênulo, que é a dobra da membrana mucosa que une a base da língua à boca. Esta membrana vai da base da língua aos dentes incisivos inferiores. Esticar essa membrana também proporcionava uma capacidade de estender a língua ainda mais para fora da boca.

Na prática tântrica este método é muito importante, é o chamado *khechari mudra* – cuja tradução é "método de perambular pelo espaço". E significa que a adepta explora seu próprio espaço interior e exterior. O *Manual da Tigresa Branca* também o chama de o Dragão Vermelho Voa para o Céu.

Esse método não tencionava apenas proporcionar maior prazer sexual para o homem, mas também capacitar a Tigresa a praticar a técnica do auto-sexo oral, em que a língua podia ser levada para dentro da faringe nasal. Para a Tigresa, a importância desse exercício tem dois aspectos. Em primeiro lugar, ajuda a língua a adquirir uma destreza muito maior, e assim proporciona um prazer ainda maior para o pênis. Em segundo lugar, a língua na região da faringe nasal e acima do palato macio produz uma reação psico-fisiológica poderosa e profunda: um orgasmo mental. As Tigresas acreditam que este método funde as forças psíquicas *yin* e *yang* dentro da cabeça, o que produz um estado mental semelhante ao transe eufórico, benéfico para a estabilização de suas forças emocionais e intelectuais, além de, através dele, conseguirem dominar a retenção iogue da respiração sem a hiper-ventilação.

Essa técnica é um ato simbólico de penetração auto-sexual. A língua representa o pênis, a faringe nasal a vagina e a úvula (palato macio), o clitóris. Essa técnica oral auto-sexual pode criar profundas sensações psicofisiológicas, pois as conexões neuronais do sistema nervoso autônomo central com a língua são muito acentuadas quando estimuladas. Em termos do ioga hinduísta, esse método está associado a uma serpente que engole o próprio rabo, retraindo-se para dentro de si mesma. O detalhamento completo desse método é muito forte para ser aqui elucidado e é reservado às Tigresas Brancas iniciadas. Todas as Tigresas praticavam essa técnica, embora no começo fosse apenas para adquirir a destreza em levar a língua para trás e enfiá-la na faringe nasal.

Os aspectos restauradores dessa técnica são sabidamente profundos. As Tigresas afirmam que ela não apenas reforça o seu sistema nervoso central e todas as funções mentais, mas também alimenta os pulmões e o baço. A alegação mais estranha é que ajuda a digestão e elimina o apetite.

Sexualmente, as Tigresas achavam essa técnica muitíssimo benéfica porque quando a língua adquiria a necessária flexibilidade e elasticidade para ser retraída e enfiada na faringe nasal, isso também significava que ela poderia pôr sua língua no fundo da garganta e assim permitir a excitação do pênis completamente entranhado, uma sensação muito especial.

Não obstante, o mais importante é que essa técnica era o recurso mais eficaz para garantir a iluminação durante a Absorção da Energia Sexual do homem (para as mulheres) e o Retorno do Ching ao Cérebro (para os homens). Uma Tigresa teria de ser proficiente nessa técnica antes de se tornar uma Tigresa Branca iniciada.

O método

O treinamento inicial tinha três partes. Em primeiro lugar, a Tigresa colocava um pepino sobre a língua e usava a mão para enfiá-lo delicadamente no fundo da garganta, mantendo a língua sob o pepino. Ela fazia isto diariamente até conseguir enfiar a língua para dentro da garganta sem a ajuda do pepino. Segundo: agarrava a língua com os dedos das duas mãos e a puxava para fora muitas vezes; quando a língua estava estendida, ela a sacudia para um e outro lado rápida e delicadamente. Terceiro: a Tigresa abria a boca o mais possível, estendia a língua para fora e tentava levá-la até tocar o queixo; depois a estendia para cima e tentava tocar o nariz.

A partir desses três exercícios, em poucos meses a Tigresa adquiria o pleno uso da língua e começava a treinar a verdadeira técnica auto-sexual oral, o Dragão Vermelho Retorna ao Vazio.

Métodos suplementares de restauração

De pernas para o ar

Ficar de cabeça para baixo é uma excelente maneira de inverter alguns males da força gravitacional da natureza. Com isso, o sangue circula com força maior pelo cérebro, raízes dos cabelos, rosto e seios. Talvez seja um dos recursos mais eficazes para implementar a circulação. Mulheres que podem permanecer cinco a dez minutos diários de cabeça para baixo percebem uma redução do frio nas mãos e nos pés, algo que é comum a muitas mulheres – além de uma diferença muito notável na textura, no brilho e no crescimento dos cabelos. É melhor fazer isto perto de uma parede, para que as pernas e os pés tenham um apoio adequado. Comece com um minuto diário na primeira semana, dois minutos na segunda, e três minutos por dia na terceira semana. Na quarta semana avance para dez minutos cada dia. Depois de cem dias de prática, a mulher não precisará fazer este exercício mais de uma ou duas vezes por semana.

Banhos de vapor

São muito eficazes para livrar o corpo de toxinas e aumentar o fluxo sanguíneo. Além disso, têm o excelente efeito de inchar os seios e os mamilos. A mulher deve entrar num banho de vapor, sentar-se ereta com as pernas totalmente abertas e o indicador da mão direita inserido na vagina até a articulação. Então, rapidamente contrairá e descontrairá o ânus e a vagina. Uma toalha deve ser posta debaixo dos seios e apertada de modo a erguer os seios para que possam respirar e suar. Enquanto o corpo sua, ela fará trinta e seis círculos para cima e para dentro com os seios, o que também permitirá que mamilos e auréolas inchem, como nos exercícios de Cura da Tigresa.

A Tigresa Ruge

Este exercício é parecido com a técnica do ioga chamada Postura do Leão, com alguns acréscimos.

A mulher se põe de quatro no chão, com as pernas bem juntas, e realiza doze flexões, levando o queixo ao chão.

A seguir, estende as pernas para trás, ergue o corpo com os braços e leva a cabeça o mais para trás possível. Nesta posição, abre a boca o máximo que puder e deixa escapar um som de rugido vindo do baixo abdômen; isto deve ser feito doze vezes.

As flexões são excepcionalmente boas para firmar os seios e estender o corpo. Alongar nesta posição reforça a coluna e o rugido libera todas as tensões e ansiedades armazenadas no corpo. A Tigresa deve fazer este exercício quase todos os dias.

CONHAQUE DE PÊSSEGO

As Tigresas não devem beber álcool para se embriagar. O álcool é muito mais prejudicial para as mulheres do que para os homens. A massa corporal da mulher é menor do que a dos homens e as mulheres sofrem de má circulação e pressão alta mais do que os homens. O efeito do álcool apenas aumenta esses problemas. Mulheres que bebem demais envelhecem mais depressa do que as que não bebem.

Contudo, as Tigresas podem e até são incentivadas a tomar um conhaque de pêssego num copinho de saquê antes de um encontro com um Dragão Verde, ou antes de se empenharem nas técnicas O Giro Lótus, Para Consumir o Pêssego da Imortalidade e O Dragão Plana e a Tigresa Ruge. O conhaque de pêssego pode ser comprado mas é bem melhor comprar uma garrafa de bom conhaque e deixar seis pêssegos picados fermentando dentro – com caroço e pele. Deve fermentar por dez dias antes de se beber. Esta bebida não embriaga mas proporciona um leve estado eufórico bom para essas técnicas, além de estimular a circulação do sangue.

Tigresas também alegam que o conhaque de pêssego em especial é excelente para firmar os seios e apertar a vagina, e um excelente remédio preventivo para todos os problemas do coração.

A ERVA *DONG QUAI*

Esta erva pode ser encontrada em qualquer loja de ervas. É muito benéfica para mulheres – mas perigosa para quem sofre de asma e para grávidas. Normalmente as Tigresas tomam uma xícara de chá de *dong quai* todas as manhãs. A erva é muito conhecida por seu incrível efeito na redução do fluxo menstrual, aumento da energia e da vitalidade e na restauração dos canais do leite nos seios, o que os torna mais firmes.

PÍLULAS DE *T'IEN HO*

O *T'ien ho* ("felicidade celestial") é um composto de ervas muito popular que era usado por mulheres ricas; inicialmente era uma pílula que todos as consortes reais ingeriam. É fácil encontrá-las em qualquer loja de ervas asiáticas. Essas pílulas se tornaram muito populares porque têm um notável efeito no alívio da irritabilidade que antecede a menstruação, eliminam os coágulos de sangue, aumentam o desejo sexual e previnem a insônia. A Tigresa toma essas pílulas sete dias antes do período menstrual.

A destreza na excitação

情
功

A submissão

A Tigresa se agacha por baixo do dragão,
e então salta para apanhar a Essência do Jade.

– Manual da Tigresa Branca

Se houvesse um princípio essencial para ser uma Tigresa, este princípio seria a submissão. Mas ela só apresentava sua personalidade submissa quando empenhada em conquistar um Dragão Verde e durante seus encontros sexuais com ele.

De modo geral, a submissão era um instrumento que ela utilizava para assegurar que os orgasmos dos Dragões Verdes fossem os mais intensos e fortes possível. Para seu próprio benefício, ela via a submissão como recurso para descobrir aspectos diferentes de si mesma. Madame Lin gostava de comparar o estado submisso a um copo vazio, ao qual podem ser acrescentadas novas experiências e sabedoria. A dominância é um copo cheio, a que nada se pode acrescentar. Ela acreditava que a submissão era o estado mais natural e benéfico para a mulher pois o ato da submissão é a mais poderosa de todas as influências do ser humano. A força da submissão está na afirmação cristã: "Os mansos herdarão a terra" – na filosofia da não-agressão de Gandhi ou no aforismo taoísta: "A coisa mais forte e mais poderosa do mundo também é a mais delicada: a água."

Aqui, entretanto, a ideia da submissão tem um significado limitado. Em última análise, a Tigresa jamais fazia algo que não quisesse fazer, pois era ela quem controlava. Ela fazia o papel de uma mulher jovem e inofensiva e audaz que apenas queria deixar seu parceiro o mais excitado e feliz possível.

As Tigresas consideravam a submissão um instrumento muito mais eficaz para controlar os homens do que o enfrentamento direto ou uma atitude exigente.

A Tigresa Branca Sung Kuan mostra como compreendeu isto na carta seguinte:

> Por natureza, jamais fui submissa em relação aos homens. Sempre me considerei muito independente e auto-suficiente, não via grandes motivos nem algum benefício em agradar a um homem, a menos que estivesse apaixonada por ele. Não obstante, depois de aprender os costumes da Tigresa Branca, tudo o que eu imaginava a respeito de submissão mudou drasticamente. Agora vejo que é um instrumento poderoso.
>
> Antes de me tornar uma Tigresa, eu considerava o sexo com meus namorados quase como um trabalho, fazendo tudo o bastante para ser aceita. Eu gostava, mas no relacionamento o sexo sempre me pareceu muito rotineiro. No fundo eu gostaria que meus amantes fossem mais criativos e que fizessem algo mais excitante para mim – sem perceber, ou talvez sem coragem para enxergar, que a minha felicidade sexual e os meus orgasmos eram responsabilidade minha, não de meus amantes.
>
> Ser uma Tigresa e ter um Dragão de Jade me ensinou muito a meu respeito, principalmente que a minha felicidade sexual é uma questão totalmente minha. Antes eu tinha esperança de que alguém me preenchesse, hoje sou eu que me satisfaço. Minha submissão faz meu parceiro me satisfazer. A submissão tem um novo significado para mim.
>
> Quando mergulho totalmente na ideia de agradar a um Dragão Verde, consigo sentir essa maré de energia e claridade mental que não sinto com nada mais. Para mim, é como dar um grande salto para apanhar um prêmio valiosíssimo. Fazer um homem atingir o orgasmo é fácil e em geral é muito bom, mas fazer com que ele quase perca a consciência é algo que atravessa a gente a dá uma sensação de energia que não tenho palavras para descrever.

"Absorção" não chega realmente a descrever esta sensação. Eu me sinto muito jovem, forte, vibrante, leve e satisfeita quando isto acontece. Nem sempre acontece, mas tento sempre.

Também não importa pois a experiência da absorção está comigo para sempre; aprendi a gostar de fazer os homens sentirem prazer comigo para sempre; não importa o êxtase que eu venha a sentir. Às vezes é só a sensação de fazer um homem feliz com sua sexualidade e com a vida. Eu gostaria que todas as mulheres aprendessem e sentissem tudo isso.

Poderá parecer estranho mas aprendi a me comunicar com um pênis saboreando uma passa de uva. Minha instrutora me ensinou a pôr uma passa de uva na boca, fechar os olhos e sentir a passa na boca, prestando atenção total ao sabor, à textura e às sensações que ela criava em minha boca. É curioso, mas eu realmente comecei a entender aquela pequena passa de uva. Durante meia hora explorei aquela uva até ela se dissolver completamente. Aprendi a senti-la totalmente. Já não era mais apenas uma passa de uva que normalmente eu engoliria sem pensar duas vezes. Ela era minha professora.

Mais tarde apliquei essa mesma ideia à cabeça de um pênis e daí em diante eu soube o que significava a submissão, me entregando e me comunicando. Seja com um deus, com uma passa de uva ou com um pênis, o contexto mental é o mesmo.

Para a Tigresa, a ideia da submissão não significa ouvir um homem dizer-lhe o que fazer ou realizar todas as vontades dele; mas proporcionar-lhe um prazer intenso e ao mesmo tempo secretamente fazê-lo também para seu próprio benefício. A submissão para a Tigresa é simplesmente uma questão de deixar toda a sua atenção extrair o máximo possível de energia desse homem.

O exibicionismo

A Tigresa alonga as suas costas,
rolando sobre elas para mostrar sua barriga.

– Manual da Tigresa Branca

Num período de prática, a Tigresa usaria momentos em cada dia para o exibicionismo, procurando criar oportunidade para os homens vislumbrarem seus seios, suas pernas, suas nádegas e até sua vagina. Ela se vestia de maneira que estimulava e excitava os homens, embora normalmente jamais consumasse qualquer tipo de atividade com eles. Ela se exibia apenas para acumular e desenvolver sua própria energia sexual e sua autoconfiança.

Embora a Tigresa usasse o exibicionismo para flertar e seduzir os Dragões Verdes, os períodos em que ela o praticava não tinham esse objetivo; ela não flertaria nesses momentos.

Para uma Tigresa, o exibicionismo era uma brincadeira disciplinada. Isto significava que ela se divertia exibindo-se – mas era disciplinada, fazendo isto somente em determinados momentos.

Mihn escreve:

> A minha forma preferida de exibicionismo, que também uso em algumas ocasiões para encontrar Dragões Verdes, é ir a um cinema sozinha usando um vestido revelador. Procuro me sentar em um lugar mais ou menos perto do raio de visão de um homem que me pareça atraente e seguro. Eu me sento na fileira à sua frente, deixando as coxas bem à vista, com o vestido completamente aberto dos lados. Finjo estar fascinada pelo filme e de vez em quando ajusto as meias, passo a mão pela coxa ou enfio um dedo sedutoramente na boca.

Em algumas ocasiões, um homem veio e se sentou ao meu lado. Quando eu gostava dele, sorria e dizia um oi educadamente. Se eu achasse que ele daria um bom Dragão Verde, pegaria seu telefone para poder ligar naquela noite – e saía imediatamente do cinema.

É muito excitante fazer esse tipo de coisas, mesmo que não encontre um potencial Dragão Verde. Passei a gostar da sensação de saber que os homens olham para mim, me desejam, mas em situações em que eles têm de manter controle sobre si.

Uma Tigresa sempre escolhe cuidadosamente a roupa que vai usar no encontro com um Dragão Verde; em muitos casos, ela até pergunta a um Dragão Verde de confiança como ele gostaria que ela se vestisse para o encontro. A roupa era usada tanto para despertar a excitação nos homens como para fazer a mulher se sentir mais atraente e desejável.

Na China antiga, as Tigresas usavam sedas, brocados sofisticados, maquiagem e decorações no rosto – algumas também tinham os pés de "lótus" amarrados. Hoje, esses costumes são vistos na forma de blusas e vestidos reveladores, *lingerie*, meias-calças e saltos altos. A roupa era usada para permitir que o corpo da Tigresa tivesse acesso pelo toque e pelo desvendamento.

A Tigresa usava um vermelho-ocre muito forte nos lábios para chamar o máximo de atenção para sua boca. As unhas eram compridas e sua cor acompanhava a dos lábios.

Uma Tigresa também fazia o exibicionismo durante o sexo: jamais se despia totalmente durante um encontro. Ela poderia tirar a parte de fora da roupa, sem tirar a de baixo. Deixava coberta a parte de baixo do corpo, mas expunha os seios, abrindo toda a blusa ou abaixando a parte de cima do vestido.

Nem sempre a nudez era considerada sexualmente excitante ou intensificava a excitação. Quando praticava a felação, a Tigresa sempre deixava os seios à mostra, mas ainda vestida. A seminudez criava um imaginário mental e uma excitação maior, mas também deixava implícito para o homem que só estava interessada num encontro sexual limitado, não numa relação sexual de longa duração. Da mesma forma, a Tigresa não permitia que o Dragão Verde se despisse. Era melhor se ela apenas tirasse o pênis dele de suas calças, abrisse a sua camisa e parasse por aí. Se ficasse completamente nu, ele poderia sentir-se muito à vontade na situação, o que para ela dificultaria manter o intercâmbio puramente sexual entre os dois.

Como método para encontrar os Dragões Verdes, o exibicionismo também era uma questão de discernimento de cada Tigresa. Para ela, o exibicionismo podia ser muito sutil ou aberto, tudo dependia do que ela tentava obter ou realizar. Ela poderia usar a nudez para se excitar ou para seduzir. Para ela, o mais importante era pensar no que a deixasse mais à vontade, o que era seguro e o que a excitava ou excitava aos outros. As Tigresas aprendiam a experimentar ideias diferentes e aproveitar as que funcionavam melhor para si.

Excitações sensuais

O Lótus Vermelho atrai o Dragão para dentro da boca da Tigresa.

– Manual da Tigresa Branca

Uma Tigresa procurava levar o homem ao orgasmo tanto por meio da excitação mental como pela manipulação física, desejando que sua mente sentisse o orgasmo tanto quanto seu corpo. Para isto, ela incorporava muitas técnicas, algumas das quais já foram mencionadas. Os procedimentos básicos caíam em cinco categorias:

1. Permanecer parcialmente vestida.
2. Posicionar-se sobre os joelhos.
3. Fazer sons sensuais.
4. Intensificar fisicamente o ato sexual.
5. Criar uma grande quantidade de saliva.

De modo geral, em cada encontro com um Dragão Verde a Tigresa procurava acentuar e apelar para o sentidos da visão, audição, olfato, paladar e tato. Se todos os cinco sentidos fossem ativados sensualmente, certamente o Dragão Verde proporcionaria um orgasmo muitíssimo intenso.

Assim, a Tigresa aplicaria quaisquer dos estimulantes sensuais seguintes com seus Dragões Verdes:

Ela pintaria apenas a parte do meio de seus lábios, o que dava a impressão de que sua boca fosse menor, fazendo o pênis parecer maior em sua boca.

Normalmente, usava uma gargantilha, um vestido de gola alta ou um lenço em volta do pescoço. Essas peças acentuavam seu pescoço e chamavam atenção para o rosto e a boca, além de lhe dar aparência de submissão.

Uma Tigresa jamais se despia completamente para os Dragões Verdes, somente o fazia para seu Dragão de Jade. Seus encontros com os Dragões Verdes eram tratados como se fossem negócios clandestinos e sempre um tanto apressados. Ela fazia isto tanto para garantir a intensidade como para prevenir que viesse a ocorrer uma ligação romântica da parte dele.

A Tigresa fazia sons e dizia certas frases enquanto praticava a felação. Esses sons e frases jamais eram grosseiros ou perversos. Ela também podia choramingava e gemer – jamais se mostrava totalmente quieta, a menos que a situação o exigisse. Ela usava um tom e um ar submisso não apenas para excitar o homem, mas também para se manter completamente concentrada na sexualidade do encontro.

A Tigresa gostava da posição ajoelhada, com o homem de pé ou sentado, pois esta posição proporcionava uma imagem mais excitante para o homem e a fazia parecer mais submissa.

Se o Dragão Verde estivesse sentado, ela poderia se ajoelhar entre suas pernas ou inclinar-se para o seu lado com a cabeça virada para ele. O importante é que ele visse seu pênis ereto entre os lábios dela, o que o deixava ainda mais excitado. Uma Tigresa sempre evitava praticar a felação com o rosto escondido porque a energia sexual dele não seria tão vital ou tão intensa. As Tigresas procuravam sempre fazer o encontro ser o mais visual e intenso possível.

Ficar ajoelhada em vez de agachada melhorava todos os aspectos do ato oral, além de proporcionar a posição para o pênis do homem ser puxado ligeiramente para baixo, tornando muito mais fortes a ereção e o orgasmo. Todas as ações dela visavam aumentar a energia sexual.

A Tigresa também criava o máximo de saliva possível ao realizar o sexo oral. Para produzir uma saliva mais espessa e mais branca, ela bebia antes um pouco de leite de soja. Com o pênis na boca, aumentava a quantidade da saliva, que ficava cada vez mais espessa e mais branca. Quanto mais saliva era produzida, maior a excitação, melhor a imagem e também a sensação, além dos benefícios para a saúde dela, pois a saliva também agia como proteção contra bactérias e vírus.

O pênis no fundo da garganta provocava ânsias, o que era considerado um maravilhoso recurso para produzir mais saliva, excitar o homem e atrair mais sangue para o rosto e a pele da mulher.

Quando seu cabelo era bastante longo, a Tigresa às vezes o enrolava no pênis, aplicava muita saliva e por algum tempo praticava a felação. O cabelo criava uma sensação muito excitante. Essa técnica era chamada de "A Tigresa provoca o Dragão com seus bigodes".

Quando excitava o pênis com a boca, a Tigresa sempre tentava fazer o homem colocar uma de suas mãos atrás ou no alto de sua cabeça. Isto o fazia sentir que tinha algum poder e controle. Muitas Tigresas também amarravam o cabelo num coque ou num rabo de cavalo no alto da cabeça e faziam o homem segurar firmemente enquanto praticavam a felação. Contudo, isto servia mais como recurso para restaurar o cabelo do que para dar o controle ao homem. Puxar o cabelo atrai sangue para o couro cabeludo e tem excelente influência na restauração e no crescimento dos cabelos. As próprias Tigresas puxavam diariamente os cabelos com as duas mãos, sacudindo vigorosamente a cabeça ao mesmo tempo. Fazer o homem puxar seus cabelos enquanto ela o excitava com a boca no pênis tinha o mesmo efeito.

As Tigresas sempre tomavam muito cuidado para não parecerem grosseiras ou mal-educadas. Elas procuravam manter tudo de modo muito positivo, excitante e alegre – jamais se mostravam negativas ou críticas.

Se por acaso mantinha seus encontros em casa, a Tigresa queimava incenso, que tinha um efeito maravilhoso nas glândulas olfativas, e usava um tipo de perfume que realmente ajudasse o Dragão Verde a relaxar.

As técnicas transformadoras

變法

Solidificar o Jade do Dragão

Quando o Dragão brinca perto da boca da Tigresa,
a Tigresa apanha o jade caído.

– Manual da Tigresa Branca

A discussão sobre Solidificar o Jade do Dragão estaria melhor no capítulo sobre os Métodos de Restauração, por causa dos benefícios para a pele da Tigresa. Entretanto, como está tão intrinsecamente ligada à técnica da Absorção do Fôlego do Dragão, é mais importante discuti-la aqui como uma Técnica Transformadora. Solidificar está no centro dos exercícios da Tigresa, e representa os benefícios físicos ou o processo material de seu uso do sexo oral. Por outro lado, a absorção representa o lado mental, ou processo espiritual, pois trata da energia sexual.

A técnica para Solidificar o Jade do Dragão era simplesmente ejacular o sêmen no rosto da Tigresa, que dava algum tempo para ele coagular. Se o sêmen era espesso, a coagulação levava menos tempo, se a consistência era fina, mais tempo seria necessário. Ela esperava o sêmen coagular para que se concentrasse mais e para os fluidos seminais da ejaculação se separarem do esperma.

Ajoelhada, a Tigresa observava a primeira ejaculação e a dirigia para seu rosto. Não era somente o sêmen que saía do pênis, mas também a energia sexual – o Fôlego do Dragão. Quando o Jade do Dragão solidificava, ela procurava absorver a energia sexual junto com as propriedades do sêmen.

Os fluidos seminais carregam a maior parte dos nutrientes da ejaculação, mas o esperma é o elemento restaurador (ou, no caso da reprodução, o elemento criativo). O fluido seminal não se separa exatamente do esperma; são antes as células do esperma que se movimentam umas na direção das outras, assim se concentrando. Elas morrerão muito rapidamente ao ar livre, por isso a coagulação não dura mais de um minuto. A Tigresa distribuía o esperma endurecido por todo o seu rosto e esperava dois minutos, o tempo de secagem, momento em que ela teria reunido os benefícios do fluido seminal e do esperma.

As Tigresas praticavam o Solidificar o Jade do Dragão nos primeiros três anos de seu treinamento, mas podiam abandoná-lo completamente daí em diante ou praticá-lo quando consideravam necessário. Afora os benefícios restauradores para a pele da Tigresa, esta prática aumentava imensamente sua capacidade de Absorver o Fôlego do Dragão, o ponto crucial espiritual de seus exercícios. Por exemplo, quando a mulher tinha algum obstáculo mental que a impedia de mergulhar por inteiro e usufruir o processo de Solidificação do Jade do Dragão, era certo que não seria devidamente capaz de aproveitar a experiência da Absorção do Jade do Dragão. Embora sejam apresentadas sob títulos diferentes, essas técnicas devem ser conside-radas um único processo, em que a solidificação é o aspecto físico e a absorção, o mental.

Nem sempre as Tigresas conseguiam completar a absorção quando estavam com um Dragão Verde. Era mais a exceção do que a regra – assim como alguém que medita não entra em samadhi todas as vezes que pratica a meditação nem todo o esportista ganha todas as vezes que pratica o seu esporte. Entretanto, para as Tigresas, Solidificar o Jade do Dragão era a norma e elas a tratavam com uma atitude de treinamento para a absorção e para a restauração da pele de seu rosto.

Às vezes, a Tigresa não queria coagular o Jade do Dragão diretamente em seu rosto e o dirigia para outra parte. Isto era aceitável, desde que ela fizesse as nove inspirações, visualizações e absorções conforme esboçado na técnica de absorção abaixo.

Não há exagero em afirmar que eram muito importantes para o progresso da Tigresa o Solidificar o Jade do Dragão e a Absorção do Fôlego do Dragão. A solidificação trazia pouco risco para a Tigresa mas a absorção podia ser uma experiência bem mais forte do que inicialmente ela poderia supor. Por isso, os instrutores normalmente faziam a Tigresa avançar aos poucos e concentrar-se primeiro nos aspectos da solidificação.

A absorção do Fôlego do Dragão

O primeiro critério para a absorção era acumular a intensidade do encontro até que se tornasse uma experiência de hipersensibilidade sexual. Como um tigre pronto para saltar sobre a presa, a Tigresa estava totalmente atenta e fixada na solidificação e na absorção.

O primeiro processo de absorção ocorria quando ela sentia que o homem estava chegando perto do orgasmo. Ela juntava as pernas e as cerrava com força para bloquear a vagina e impedir a dispersão de qualquer *qi* ou energia sexual e, em certos casos, até cobria a vagina com a mão para assegurar-se de que estivesse lacrada.

Enfiando a cabeça do pênis em sua boca, ela inspirava nove vezes, como se estivesse sugando a energia sexual do Dragão Verde, e a cada inalação cerrava o músculo anal para dentro de si. Enquanto isso, ela visualizava um vapor verde sendo emitido do pênis e permeando totalmente o interior de sua própria cabeça.

Na exalação, ela afrouxava o aperto dos lábios e sentia o baixo abdômen, em seu *tan-t'ien*, quando ele se contraía durante a exalação.

Depois de nove dessas inspirações, ela fazia um círculo com a língua em torno da cabeça do pênis, que ainda estava dentro da sua boca. A esta altura, ela produzia uma grande quantidade de saliva e extraia as Lágrimas do Dragão – um líquido pré-ejaculação que o homem emite antes de um orgasmo. Ela enxaguava a mistura em sua boca, levando-a dezoito vezes para cima e para baixo no comprimento da língua e a engolia com fortes goles, sentindo descer até o baixo abdômen. Esta ação é chamada o Dragão Vermelho Agita o Mar. Mais adiante este processo deveria causar uma vibração física em seu baixo abdômen, uma reação como se fosse um estremecimento – que indicava um excelente indício de seu progresso.

Depois da ejaculação completa, a Tigresa levava de novo a cabeça do pênis à sua boca e repetia as noves inspirações, vislumbrando o vapor verde enchendo o interior de seu cérebro. Mais uma vez ela circundava a língua na direção dos ponteiros do relógio em volta da cabeça do pênis, reunindo e misturando sua saliva e a essência do Dragão Verde, e mais uma vez enxaguava os líquidos em sua boca dezoito vezes antes de engolir a substância num forte gole até o baixo abdômen.

Por fim, ela concentrava calmamente toda a sua atenção internamente rolando seus olhos para trás para visualizar a parte interna de sua própria cabeça, a área do córtex sensorial, e tentar sentir e observar uma série de luzinhas amareladas dançando no cérebro: os Cem Retornos. Se isto ocorresse, ela continuaria a visualizar as luzinhas pelo tempo que pudesse. Depois se retiraria para um lugar sossegado e meditaria sobre a experiência ou tentaria sentir a experiência de novo, sozinha.

A Tigresa não procurava ter um orgasmo ao mesmo tempo que o homem; não é este o significado da hipersensibilidade sexual. Orgasmo feminino e hipersensibilidade sexual são duas questões e duas experiências separadas. Na percepção da Tigresa, a hipersensibilidade sexual é o estado mental de intensa concentração, de desejo e a necessidade de experimentar e sentir o orgasmo do outro. Durante seu encontro com o Dragão Verde, ela procuraria atingir o orgasmo tantas vezes quanto possível, mas não durante o orgasmo dele. O orgasmo do Dragão Verde estava reservado para o final do encontro, de modo a que ela pudesse realizar a Absorção do Fôlego do Dragão e o Solidificar o Jade do Dragão. (Veja a seção "A Tigresa deixa a Montanha" para detalhes sobre o orgasmo feminino nos exercícios da Tigresa.)

A técnica para a absorção exigia grande concentração, tanta quanta a necessária para os homens taoístas que buscavam retardar e impedir seu orgasmo. Contudo, a exigência absoluta para a absorção era a capacidade de conseguir a hipersensibilidade sexual durante o orgasmo do homem, de modo que a energia do Fôlego de seu Dragão fosse ao mesmo tempo visível e perceptível para ela. Assim, quanto maior a intensidade, maior a hipersensibilidade sexual. É apenas em um estado sexualmente hipersensível que a Tigresa Branca realmente pode absorver a energia sexual do homem. Assim como os sons, cheiros, percepções, impressões táteis e sabores são imensamente amplificados durante um orgasmo intenso, também as percepções mentais o são durante a hipersensibilidade sexual.

A Iluminação (os Cem Retornos)

Quando a Tigresa conseguisse a absorção veria inúmeras luzinhas como pequenas lanternas oscilando delicadamente dentro de sua cabeça. A sensação de contentamento e alegria era uma experiência avassaladora, e impossível de esquecer. Antes que a experiência acontecesse, ela não conhecia o significado da verdadeira tranquilidade e espiritualidade. Era esta expe-riência de iluminação da absorção que todas as Tigresas esperavam atingir, e depois consegui-la nove vezes num período de três anos, para que pudessem começar a solidificar o Feto Espiritual da Virgem Imortal. Uma vez que sentisse o efeito dos Cem Retornos, a Tigresa o teria em mente para sempre.

Depois de cada encontro com um Dragão Verde, a Tigresa procurava sentar-se em meditação e tentava recriar a experiência dos Cem Retornos ou produzi-la. Nem sempre conseguia, mas era importante que ela continuasse a desejar reexperienciá-la por meio da meditação; assim como os homens taoístas que nem sempre conseguiam fazer seu *qi* circular completamente em cada sessão de meditação, mas precisavam visualizá-lo sempre para manter a mente concentrada em o conseguir.

A absorção é uma experiência muito forte, que funde a energia sexual e a energia espiritual, mas também é a porta que leva a Tigresa para estados espirituais mais elevados de energia e compreensão.

Minh, uma Tigresa Branca, quando começou seu treinamento teve dificuldade para entender que a energia sexual e a energia espiritual na verdade são intrinsecamente idênticas. Sua instrutora não sabia muito bem se Minh entendia isto até receber uma carta dela. A instrutora consentiu que eu apresentasse aqui as partes que interessam dessa carta, pois ilustram muito bem como Minh conseguiu perceber realmente a conexão existente entre as energias espiritual e sexual. Minh escreveu esta carta para sua instrutora; o que segue é a resposta da instrutora.

> Como sabe, fui criada no ambiente de uma família vietnamita tradicional, em que uma garota se mantém virgem até o casamento, tem filhos e passa a vida dedicada aos pais, ao marido e à família. Muito jovem, comecei a praticar o sexo oral e tive muitas experiências com ele desde então. Sempre considerei o sexo apenas como um ato que podia fazer a mim e a meu parceiro nos

sentirmos bem, e via as coisas espirituais como religiosas, o que significava seguir um modelo definido de comportamento moral. Para mim, ser espiritual significava que eu não poderia ser sexual. Essa ideia, assim, preto no branco, sempre criava um dilema para mim. Por um lado, ser sexual com os homens era considerado imoral na maneira como fui criada, mas por outro lado, eu sempre me sentia muito inspirada, satisfeita, viva e muito consciente depois do sexo – sensações que eu pensava experienciar dentro da minha fé e prática religiosa, mas nunca consegui.

Durante muito tempo me senti desconcertada por ter essas sensações e essas experiências tão maravilhosas no que era considerado um ato imoral e não dentro de um contexto moral religioso.

Ser uma Tigresa e passar por todos aqueles exercícios me fez bem, me fez sentir jovem na mente e no corpo. Todos os meus amigos, colegas de trabalho e a família estão confusos, não sabem como continuo parecendo tão jovem e mantenho tanta energia... Em relação a isso, a resposta é fácil: os exercícios de excitação e restauração funcionam. No início, a minha decisão de ser uma Tigresa tinha mais a ver com a ideia de permanecer jovem e bonita do que com questões espirituais. A compreensão da espiritualidade do sexo não era muito clara para mim.

Recentemente, tive uma experiência espiritual, ou melhor, uma epifania, que por assim dizer me iluminou a respeito de meu antigo dilema. Tentarei explicar isso da melhor maneira possível, mas não sei se as palavras conseguem. Assim, eu lhe contarei todas as condições do encontro sexual e de minha experiência espiritual para que você possa interpretar melhor esse evento.

Há dois dias, meu Dragão de Jade e eu estávamos nos preparando para sair numa das viagens de negócios dele. Como íamos passar duas semanas fora e eu não podia saber quantos Dragões Verdes poderia encontrar durante a nossa viagem, decidimos que eu deveria tentar estar com um naquela noite. Por isso convidei um de meus Dragões Verdes para vir à minha casa mais tarde.

Durante o encontro com o Dragão Verde minha saliva começou a fluir, mais do que eu jamais conseguira antes, e sentia um calor incrível subindo da parte de baixo de minha barriga, na direção de meu rosto e minha cabeça. Era muito intenso, como se meu corpo inteiro se avolumasse com aquela energia.

Por alguma razão houve uma imersão total e uma concentração especial enquanto eu praticava a felação no meu Dragão Verde, e uma intensidade dentro de minha mente e meu corpo que eu nunca sentira antes... Era como se num instante eu tivesse plena consciência de estar ali e no instante seguinte estivesse mentalmente em outro lugar. Como sabe, experimentei os efeitos da absorção em uma ou duas ocasiões. Mas esta era algo completamente diferente. Eu não estava vendo todas as luzes no alto de minha cabeça como antes, desta vez eu fui para algum lugar, um lugar maravilhoso.

Quando fechei meus olhos e olhei para cima, era como se eu tivesse ido para outro mundo. Quando abri meus olhos, estava ali, de joelhos, diante do meu Dragão Verde. Quando os fechava, era como se todo o alto de minha cabeça abrisse e eu pudesse ver coisas que sabia que sempre haviam estado ali, mas estava vendo pela primeira vez. Esse lugar era maravilhoso, lindo e cheio de paz – além de qualquer descrição. Havia muita gente em volta de mim. Era como se todos estivessem flutuando um pouco acima do chão, todos muito bonitos, os cabelos pareciam flores, e havia uma fragrância realmente maravilhosa em volta. Era incrível.

Uma linda mulher, mais bonita do que qualquer pessoa que eu já vira, se aproximou, sorriu, e disse: "Ah, muito bem, você conseguiu... Vai ficar ou vai voltar? Qualquer decisão sua estará bem." Todos em volta dela eram simplesmente tão belos quanto ela, sorriam e pareciam muito felizes porque eu estava ali. Naquele mesmo instante percebi intuitivamente que as pessoas dali não tinham sexo físico, era tudo mental e a sensação era mil vezes melhor do que a do sexo físico. Bastava olhar fixamente para alguém com intenção sexual. Até mesmo o ato de comer acontecia por meio de processos mentais. A vida tinha uma duração incrível, um dia deles era o tempo da vida de um ser humano. Eu queria me levantar e andar por ali para ver tudo, mas imediatamente a mulher me avisou que se eu o fizesse não poderia voltar. Ela tocou o alto de minha cabeça e no mesmo instante eu estava de volta, plenamente consciente.

Com meus olhos ainda fechados, olhei de novo para cima e ainda podia ver aquele lindo lugar e aquelas pessoas, mas elas agora estavam caminhando e cuidando de suas coisas e ninguém parecia prestar atenção em mim.

Aos poucos meu estado mental nesse mundo maravilhoso desapareceu e me senti consciente do quanto meus seios estavam inchados, eu jamais os sentira assim... Todo o meu corpo estava quente e vibrante; mentalmente, eu me sentia muito leve e calma.

Depois que o meu Dragão Verde saiu, o meu Dragão de Jade me disse que eu tinha sido incrível com aquele sujeito. Então sentámos e lhe contei tudo o que havia acontecido comigo. Ele sugeriu que eu lhe escrevesse e explicasse tudo aquilo.

Hoje penso que compreendo como sexualidade e espiritualidade são a mesma coisa. Por favor, faça-me saber se esta minha opinião está errada, mas tenho uma forte impressão de que aconteceu o seguinte: em primeiro lugar, minha energia sexual por fim tornou-se forte o suficiente para levar o meu *qi* para cima, e este então ativou meu espírito, me fazendo ter a experiência de um reino espiritual superior ou algo assim. Creio que compreendo o que aconteceu comigo, mas não entendo em que lugar estive. Seria possível esclarecer isto?

A instrutora respondeu:

Estou muito satisfeita por saber que a sua prática progrediu tanto e tão depressa. Você realmente está certa sobre o que aconteceu. Os seus Três Tesouros estão se desenvolvendo plenamente e você viu o estado de ser uma imortal. Portanto, agora é mais importante do que nunca que você prossiga com renovado vigor os exercícios, pois surgirão novas experiências desse estado e outros que você ainda não conhece.

O lugar para onde foi a sua mente é o que as escrituras taoístas chamam de Abóbada Celestial Imortal. Será preciso mais do que apenas esta carta para lhe explicar tudo isto; em poucas palavras, deixe-me explicar que existem muitos céus, assim como existem muitos lugares na terra. Na terra, algumas pessoas vivem no luxo e algumas na pobreza, algumas vivem em países pacíficos, algumas em países que sofrem com a guerra, e assim por diante. O céu que você viu me parece ser a Abóbada Celestial da Mãe Real do Ocidente, mas terei de conversar um pouco mais com você para ter certeza.

Contudo, não importa quão tentador ou quantas vezes você voltar à experiência daquele estado, não se permita pensar que poderá permanecer ali. É a chamada reanimação. Você agora ativou e teve acesso à parte de sua mente que lhe permitirá ver reinos superiores quando for estimulada ou quando estiver suficientemente concentrada. São reinos muito elevados; espero que você não se apegue a eles. A sua experiência do *samadhi* foi real, você a sentiu, mas são apenas flores imaginárias caindo no céu. Sugiro que você venha me visitar num futuro não muito distante para discutirmos tudo isso um pouco mais.

Por favor, continue os exercícios do presente e não se concentre muito na experiência que teve; se acontecer de novo, muito bem, mas se não acontecer, também será bom. O importante é que você continue praticando como tem feito.

A experiência de Minh poderia ter sido contada por qualquer asceta que tivesse desenvolvido o poder da concentração. Considerei importante apresentar aqui essas cartas, pois elas mostram claramente como a sexualidade da Tigresa induz e complementa sua espiritualidade – e também porque imagino que seja bem difícil para alguns leitores conciliar a ideia de que uma experiência espiritual pode resultar do envolvimento em atos sexuais. Nada disso deveria parecer estranho se admitirmos que, no âmago, somos, ao mesmo tempo, seres sexuais e entidades espirituais. Os taoístas diriam que temos um *hun* (espírito celestial) e um *p'o* (espírito terrestre). Não deveria nos surpreender que a fusão de ambos leve ao contato com o verdadeiro eu, e que possamos experimentar e perceber coisas que vão além de nosso estado normal de consciência.

Se a Tigresa realmente obtivesse a absorção durante o orgasmo do Dragão Verde, deveria permanecer em silêncio e sentir os efeitos pelo maior tempo possível. Seria melhor se o Dragão Verde serenamente se retirasse e a deixasse sozinha para reviver e sentir a absorção. O Dragão Verde também estaria exausto depois do orgasmo para distraí-la. Ele só precisaria ficar deitado calmamente por um bom tempo.

Se a Tigresa não conseguisse obter os efeitos da absorção, ela daria o tempo necessário para a solidificação e faria suavemente um mínimo do método das nove inspirações, visualizações e absorção da técnica da Absorção do Fôlego do Dragão. Depois, com um pano molhado em suco de pepino ela daria tapinhas no seu rosto, pescoço, seios e cabelo para retirar todos os resíduos do sêmen ressecado. Durante esse tempo, cerca de um minuto mais ou menos, faria observações positivas sobre o desempenho do Dragão Verde, limparia o pênis e a virilha do homem com o mesmo pano e podia ajudá-lo a se vestir; pentearia depois o cabelo e passaria de novo uma cor nos lábios. O encontro estaria encerrado e ela arranjaria uma desculpa para despedir-se.

Para abraçar o Dragão Verde

Olhando no olho do Dragão,
o espírito da Tigresa movimenta a Essência do Jade.

– Manual da Tigresa Branca

"Abraçar o Dragão Verde" é a técnica de levar um Dragão Verde ao orgasmo excitando-o apenas com as mãos. Este método era usado pela Tigresa como alternativa para a felação. A manipulação seguia muitos dos mesmos procedimentos usados no sexo oral e era considerada um método secundário muito eficaz para excitar o homem. De joelhos, a Tigresa segura o pênis a cinco ou dez centímetros de sua boca. Agarrando a base do pênis com uma das mãos, ela o acaricia com a outra até o homem atingir o clímax.

Normalmente a Tigresa usava um óleo, apertando uma das mãos em volta da base e passando a outra repetidamente até a cabeça do pênis. Ela fazia movimentos para frente e para trás, torcia o pênis para os lados ou rolava a mão em torno da cabeça do pênis. Também podia colocar o pênis entre as palmas das mãos e esfregá-las rapidamente para os lados e para cima e para baixo – como se esfrega um galho numa pedra de sílex para fazer fogo.

Além disso, como já mencionado, se seu cabelo fosse bastante longo, a Tigresa podia envolver com ele a cabeça e o pênis inteiro, e depois acariciá-lo com as mãos. Provoca uma incrível sensação no homem, que muito dificilmente segurará o orgasmo.

Usar apenas as mãos também era muitíssimo excitante para o homem porque a Tigresa ao usá-las imitava muitos dos procedimentos usados no sexo oral – como estar de joelhos, manter o rosto bem perto da cabeça do pênis, fazer sons e falar. Ela normalmente usava esse método quando um Dragão Verde não conseguia ter uma ereção ou um orgasmo com a boca ou se ela simplesmente não achava seguro excitá-lo desse modo.

Mas o método mais poderoso com o uso das mãos é uma técnica chamada "a Tigresa Tira as Escamas do Dragão":

O homem fica sentado e a Tigresa ajoelhada entre suas pernas. Usando a mão esquerda, ela inseria o dedo anelar no ânus do Dragão para excitar a área do *hui yin* (glândula *kundalini*) e depois agarrava com firmeza a base do pênis com o indicador e o polegar. Depois de aplicar óleo, ela acariciava a cabeça do pênis firme e lentamente com a mão direita, fazendo movimentos circulares em torno da cabeça. Segurava-o ligeiramente virado para baixo, o que permitia concentrar mais sangue. Ela mantinha um ritmo lento e igual nas carícias. A ideia era fazer o homem atingir o orgasmo mais por meio da mente do que pela ação física. Este método produzia uma sensação orgástica muito elevada para o homem.

A Tigresa deixa a montanha

Três remédios culminantes

Durante uma excitação sexual intensa, a mulher produz três

excreções em seu corpo. A Tigresa as chama de remédios por causa de seus aspectos restauradores potentíssimos; colhê-las e usá-las era essencial em sua prática.

O remédio chamado Pico Alto, ou Pico do Lótus Vermelho, é uma secreção acinzentada que é emitida de duas pequenas cavidades sob a língua da mulher durante uma intensa excitação sexual. Apanhar o remédio do Pico Alto era muito importante, porque combiná-lo com a saliva e com a Chuva do Dragão (o líquido pré-ejaculatório: sêmen sem esperma) produzia o chamado Grande Remédio. Engolir essa mistura durante seu orgasmo causava os efeitos de retardar o envelhecimento, reforçar o sangue, estimular os pigmentos do cabelo e aumentar os seios. Nos exercícios taoístas do Aperfeiçoamento Sexual Dual, o homem procurava extraí-la da boca da mulher unicamente para prolongar sua vida.

O remédio do Pico do Meio, também chamado de Pêssego da Imortalidade, é uma secreção esbranquiçada de sabor doce, emitida de uma cavidade sob os mamilos. Uma Tigresa noviça deveria prestar uma enorme atenção para conseguir esta secreção. Contudo, a não ser que ela conseguisse sugar seus próprios mamilos ou fosse bissexual, era difícil adquirir esse remédio para si. Por isso, normalmente ela procuraria fazer um homem apanhá-la com sua boca e depois a tomaria dele.

O remédio do Pico Inferior, também chamado a Gruta da Tigresa, é uma secreção vaginal branca, muito espessa. Depois do orgasmo, a Tigresa a apanharia com os dedos e a ingeriria; às vezes a colocava na cabeça do pênis de seu parceiro, misturando-a com saliva e com a Chuva do Dragão. A secreção do Pico Inferior era considerada incrivelmente restauradora para todo o corpo da mulher. Para ajudar a acelerar a restauração, muitas Tigresas treinavam a postura iogue dos Exercícios das Costas da Tigresa, adquirindo a suficiente flexibilidade para alcançarem a própria vagina com a língua e apanharem esse remédio com maior frequência.

As Tigresas prestavam atenção especial a esses Remédios dos Três Picos porque eram tão valiosos quanto o sêmen no progresso de sua restauração.

A Tigresa salta e passa pelo Exercício dos Três Picos

Esse exercício era usado exclusivamente para a obtenção dos três remédios. Para realizá-lo a Tigresa sentava-se no colo do seu Dragão de Jade ou Dragão Verde, de maneira que ele pudesse beijar e lamber seus seios e ao mesmo tempo excitar sua vagina com os dedos. O detalhe importante era proceder muito lentamente: o homem devia dar muita atenção ao beijar sua boca, tocar e beijar os seios e tocar e excitar o clitóris.

Ela sentava em cima da coxa direita do homem, com o braço esquerdo sobre os ombros dele. Com o braço direito ela se apoiava ou usava para excitar seus seios ou acariciar a cabeça dele. Ele introduzia os dedos de sua mão esquerda na vagina e colocava o indicador direito delicadamente sobre o orifício anal ou, se ela pedisse, introduzia-o, mas não muito além da primeira articulação.

A ideia era que ele a levaria ao orgasmo nesta posição, mas durante a excitação ambos compartilhariam as secreções dela. O homem usaria seus dedos para juntar e levar as secreções vaginais para a própria boca ou para a dela. Sugaria os seios para reunir as secreções em sua boca e depois a beijaria profundamente para transportá-las para dentro da boca da Tigresa.

No momento do orgasmo, ele faria movimentos circulares muito delicados com os dedos colocados diretamente sobre a vagina e o clitóris. Os dois se beijavam então com as bocas entreabertas para que o remédio do Lótus Vermelho fosse compartilhado por ambos.

Excitar e sugar ajudam a aumentar seios e auréolas; esse exercício também é muito conhecido na Ásia por apertar e encolher a vagina. A Tigresa pratica esse método sempre e onde puder. Este é também um dos exercícios mais populares em todos os manuais taoístas do sexo.

Quando o homem estivesse a ponto de atingir o clímax com esta técnica, a Tigresa deveria ficar de joelhos, introduzir o pênis em sua boca tanto quanto pudesse e fazer pequenos movimentos para cima e para baixo com a cabeça para excitar a cabeça do pênis no fundo de sua garganta. O homem devia pressionar a nuca da Tigresa com as duas mãos e girar os quadris no mesmo ritmo dos movimentos dela até a ejaculação. No momento do orgasmo, ela deveria sugar o pênis com força e erguer a cabeça, extraindo todo o sêmen. Depois, sentaria com as costas retas, enxaguaria o sêmen trinta e seis vezes em sua boca, o dividiria em três partes e engoliria cada parte separadamente em goles fortes. (Sobre este procedimento, veja o exercício O Dragão Plana e a Tigresa Ruge.)

A Tigresa retorna à montanha

O orgasmo profundo

Quando a Tigresa estava a ponto de ter um orgasmo, ela precisava puxar toda a energia e levá-la para os rins, de modo a que o *ching* e o *qi* ali se juntassem, e depois estimulá-la a subir até a cavidade Pai Hu, ajudando assim em sua experiência da iluminação.

Independente da posição ou do tipo de atividade sexual em que a Tigresa estivesse empenhada, quando o orgasmo vinha, ela imediatamente aplicava quatro técnicas para assegurar que a energia de seu orgasmo entrasse nos rins. Em primeiro lugar, ela punha a língua no palato superior ou na faringe nasal, se fosse experiente com o Dragão Vermelho Retorna ao Vazio. De qualquer forma, ela ajudava na liberação de seu remédio do Lótus Vermelho. Em segundo lugar, ela colocava as duas mãos sobre seus ovários e empurrava para baixo e para dentro. Isto fazia as secreções serem empurradas para fora da vagina enquanto a energia do orgasmo permanecia para baixo. Em terceiro lugar, ela apertava o orifício anal e levava sua atenção para os rins. Por último suspendia a respiração durante todo o orgasmo e exalava quando terminava.

Quando o orgasmo terminasse, ela apanharia o remédio do Pico de Baixo e o colocaria na boca, misturando-o com a saliva e o remédio do Pico Alto. A seguir, com a boca levemente fechada, ela passava a língua pelos dentes e pela parte interna das maçãs do rosto três vezes na direção dos ponteiros do relógio e três vezes na direção contrária. Ao terminar, ela passaria essa mistura ao longo da língua nove vezes, para enxaguá-la, e depois a engoliria de uma só vez, com força. De olhos fechados e com a língua de volta no palato superior, ela concentraria toda a sua atenção pelo tempo que pudesse no baixo abdômen para sentir e tomar consciência dos efeitos da ingestão da mistura.

Todos esses métodos garantiam que a energia do orgasmo da Tigresa fosse dirigida para seus rins e assim estimulasse a ascensão do *ching* e do *qi* para o cérebro.

Uma Tigresa sabe quando, na mulher, o orgasmo está descendo e atravessa a vagina, uma função biológica natural do seu corpo para auxiliar a engravidar. Para as mulheres a energia sexual começa naturalmente em sua boca, o Pico do Lótus Vermelho, excitada pelo beijo. Ela flui então para baixo, descendo da boca e da língua para os seios (o que se vê na expansão dos seios e endurecimento dos mamilos) e entrando na vagina (o que é visto pelo aumento das secreções sexuais) – esses Três Picos indicam a ordem e o processo pelo qual são produzidas suas secreções sexuais. Talvez isso não pareça muito significativo, mas essa descida da energia sexual é um dos segredos mais importantes da capacidade que a Tigresa tem de restaurar sua juventude.

Contudo, no Aperfeiçoamento Sexual Dual taoísta, a excitação era predominantemente induzida por meio da penetração, invertendo assim o movimento natural da energia sexual da mulher. No entanto, como a energia sexual da mulher é criada na boca, a Tigresa segue sua natureza feminina preferindo o uso do sexo oral.

O orgasmo do homem é ascendente, pois ele sobe pelo pênis e sai para cima. É por causa dessa característica ascendente do homem que os manuais sexuais taoístas predominantemente falam da excitação por meio da penetração sexual. Por outro lado, o sexo oral cria uma descida da energia dele para dentro da mulher, que é mais benéfico ainda porque a energia sexual dela desce. Os manuais sexuais taoístas não mostram para o homem que o uso do sexo oral pela mulher também seria benéfico para ele pois cria a condição de liberar sua própria natureza feminina.

A penetração sexual é boa para o homem para gerar mais energia sexual masculina colhendo a energia sexual da mulher, mas não é bom para ela colher a energia masculina e nem para ele liberar sua própria natureza feminina. A penetração sexual muda a tendência natural da energia da mulher e assim ela se beneficia muito pouco desses exercícios.

Quando Madame Lin começou a me explicar esse processo fiquei confuso, porque todos os manuais sexuais taoístas que eu havia lido não mencionavam isso nem insinuavam que a mulher na verdade perde sua juventude praticando as técnicas da penetração com os homens. Também me surpreendi ao perceber que tantas mulheres envolvidas nesses métodos taoístas estavam na direção errada por causa da intervenção do homem e sua preocupação com a própria longevidade. Além disso, eu me senti realmente ignorante porque este conhecimento estava à minha frente há anos. No símbolo do *yin*-yang há um aspecto masculino, a parte branca, e seu movimento é para cima, do sul para o norte. O aspecto feminino, a parte preta, tem um movimento natural para baixo, norte-sul. Eu não havia enxergado isto.

Seria muito demorado elucidar a teoria sobre o *yin-yang* aqui, e dizer muito mais seria cruzar uma linha que me vejo obrigado a não cruzar. Todavia, levando em conta a informação e as ideias que estão neste livro, acredito que se veja muito mais claramente por que o oralismo era tão integral para a Tigresa.

O Dragão Plana e a Tigresa Ruge

Como a Tigresa e seu Dragão de Jade precisavam sentir-se muito à vontade e confiar muito um no outro para realizarem os exercícios com sucesso, a técnica do Dragão que Plana e a Tigresa que Ruge era exclusiva deles. Era o ápice do método da Tigresa, para o Dragão de Jade, criando uma poderosa experiência em que os dois conseguiam reverter o *ching* para os rins. Essa técnica ajudava a avançar no caminho para a iluminação, mas era preciso abordá-la gradualmente, passo a passo. Ninguém jamais era incentivado a se apressar ao praticá-la.

O nome dessa técnica – O Dragão Plana e a Tigresa Ruge – vem de o Dragão de Jade procurar levar sua energia para cima, o Dragão Planando, para o cérebro (o céu) – a natureza ascendente do homem. Por outro lado, as mulheres procuravam levar sua energia para baixo, a Tigresa que Ruge, para o abdômen (a Terra) – a natureza descendente das mulheres.

Não havia nenhuma certeza de que os dois conseguissem chegar ao clímax em cada sessão. Às vezes era o Dragão de Jade que chegava à meta, às vezes a Tigresa. Alguns tinham a experiência rapidamente, outros lentamente. Alguns precisavam dos três anos inteiros para conseguir, outros precisavam de algumas sessões tentando. A única certeza é que quanto mais sincera e constantemente elas trabalhassem com os Dragões Verdes e todas as técnicas de excitação transformadoras, mais depressa alcancariam melhores resultados.

Os métodos mencionados aqui exigiam muita disciplina e muito empenho da parte da Tigresa e do Dragão de Jade.

Como acontecia com todos os seus exercícios, a Tigresa e o Dragão de Jade jamais experimentavam essa técnica apenas para se divertir ou por curiosidade – e ninguém pensaria em tratá-la assim. Só poderia ser usada seis dias antes do início da menstruação da Tigresa ou nove dias depois; nunca durante a menstruação.

O MÉTODO

Nessa técnica, o Dragão de Jade e a Tigresa se deitavam sobre o lado direito do corpo, a cabeça de um contra o pé do outro, mantendo as pernas juntas com os tornozelos se tocando e os joelhos ligeiramente curvados. Nesta posição, cada um ficava diante da genitália do outro. O quarto estaria calmo, iluminado apenas por uma vela. Um incenso suave perfumava o ar.

Preparação. Durante todo o tempo, a Tigresa apenas colocaria a cabeça do pênis do Dragão de Jade em sua boca. Ela se posicionava de maneira que ao endurecer, o pênis pudesse ser mantido em ângulo reto em relação ao corpo ou puxado um pouco para baixo para ajudar a concentrar mais sangue. O polegar e o indicador da mão esquerda agarravam a base do pênis por baixo e ela aplicava uma pressão firme para levar sangue ao pênis. Com sua boca no pênis, girando a língua em torno da ponta, ela sugava com movimentos lentos e firmes. A Tigresa faria este exercício no maior silêncio possível.

A Tigresa. Enquanto praticava a felação, sugando lenta e firmemente o pênis, ela incorporaria nove inalações e nove exalações, fazendo isto três vezes (um total de vinte e sete), seguidas por trinta e seis voltas da língua em torno da cabeça do pênis.

Enquanto inalava e sugava o pênis, ela visualizaria um vapor verde enchendo todo o interior de seu crânio, que retinha lá dentro, e apertaria os músculos do ânus e da vagina. Ao exalar, ela visualizava a entrada de um vapor branco para dentro do pênis, da virilha e do abdômen dele, e soltava os músculos do ânus e da vagina. Quando circundava a cabeça do pênis com a língua, a Tigresa levava sua atenção para o alto de sua cabeça, o Pai Hu.

Durante todo o exercício ela mantinha os olhos fechados girando-os ligeiramente para cima. Se fosse produzida muita saliva ela devia deixá-la cair ou engolir silenciosamente enquanto girava a língua. Este procedimento era repetido muitas vezes até que o Dragão de Jade tivesse a sensação de um orgasmo iminente. Em todos os três estímulos relacionados a seguir ela usaria os mesmos procedimentos na felação.

O Dragão de Jade. Ele deveria permanecer completamente imóvel, sem emitir nenhum som. Sua mão direita se posicionava entre as pernas da Tigresa, com o indicador inserido no orifício anal dela até a primeira articulação e o polegar, também até a primeira articulação, inserido na vagina. Durante todo o exercício ele apenas mantinha a mão direita ali, sem nenhum esforço para excitar a Tigresa. Esta posição servia para bloquear e impedir que qualquer energia escapasse. A mão esquerda segurava o seio esquerdo, com o indicador e o polegar pinçando de leve o mamilo. Ele procuraria alternar sua respiração com a dela durante a parte das nove inspirações e nove expirações do procedimento; quanto mais ele fizesse isto, mais os dois sentiriam os efeitos. Quando ela inalasse e sugasse, ele exalaria e visualizaria estar emitindo um vapor verde pelo pênis para dentro da boca da Tigresa. Quando ela exalasse, ele inalaria e visualizaria estar puxando um vapor branco emitido pela boca da Tigresa, passando pelo pênis e entrando em seu abdômen. Assim, quando ela estivesse inalando e sugando o vapor verde, ele estaria exalando e soltando o vapor verde para dentro dela. Quando ela exalasse e injetasse o vapor branco nele, o Dragão de Jade inalaria e puxaria o vapor branco para dentro de si.

A sincronização dessa respiração alternada exigia alguma prática; muitas vezes os dois faziam exercícios antes de iniciar cada sessão dessa técnica.

Enquanto ela girava a língua, ele concentrava toda a sua atenção no Pai Hu. Durante todo o exercício ele mantinha sua língua no céu da boca rolando os olhos ligeiramente para cima. Em todos os três estímulos a seguir, ele se concentrará no procedimento acima enquanto a Tigresa pratica a felação.

Primeira excitação. Antes de começar as nove respirações e o giro da língua, a Tigresa lambe muito devagar e lentamente a área da virilha do Dragão de Jade. Enquanto isto acontece, cada um dos dois visualiza sua experiência preferida, no maior detalhamento possível. Os dois fazem isto de olhos fechados e vendo as imagens no alto de suas cabeças. Quando estiver totalmente ereto, a Tigresa introduz a cabeça do pênis em sua boca e começa as nove inspirações e exalações.

Quando se aproxima do orgasmo, o Dragão de Jade toca de leve o lado da cabeça da Tigresa com a mão esquerda e a retira imediatamente; é o sinal para ela parar o movimento. Ela volta a lamber a virilha dele e ao mesmo tempo usa o polegar e o dedo médio da mão esquerda para pinçar a ponta do pênis. A pressão contínua aplicada neste ponto retarda o orgasmo. Enquanto isso, ele respira calmamente, contraindo o abdômen na exalação e puxando o ânus para dentro na inalação.

Quando a sensação do orgasmo iminente o abandonar e estiver pronto para recomeçar, o Dragão toca a cabeça da Tigresa de novo e retira a mão. Neste momento ela começa o segundo estímulo.

A qualquer momento durante qualquer um dos três estímulos, a Tigresa deverá soltar completamente seu orgasmo, se acontecer. Nesse caso, ela deverá aplicar os métodos da Tigresa Retorna à Montanha.

Segunda excitação. A Tigresa procede como antes. A única diferença para esse estímulo é que no momento em que ela estiver circulando a língua, os dois parceiros devem concentrar-se nas sensações da boca e da língua em torno do pênis, sentindo cada movimento e cada nuance, em vez de se concentrarem no Pai Hui. Tudo o mais é como antes.

Terceira excitação. Mais uma vez a Tigresa tem o mesmo procedimento. Enquanto usa a língua em volta do pênis, o Dragão de Jade rola os olhos para o topo de seu cérebro e se concentra na fina linha de claro-escuro criada pelo piscar de suas pálpebras. A atenção da Tigresa está totalmente voltada para seu próprio baixo abdômen, e ela sente os estremecimentos que ali acontecem. Todos os outros procedimentos são como os anteriores – só que o orgasmo do Dragão de Jade não é impedido.

Conclusão. Quando está a ponto de atingir o orgasmo, ele põe sua mão na nuca dela, deixando-a ali para poder firmar o pênis na boca da Tigresa. Com uma sucção firme, a Tigresa atrai o sêmen do pênis para dentro de sua boca.

A ponto de ejacular, o Dragão de Jade sente mentalmente o orgasmo recuando para dentro de seu corpo, embora o líquido esteja sendo ejetado do pênis. A sua atenção está na sensação da energia que vem do pênis para trás e para o alto de seus rins. Durante todo o orgasmo ele segura a respiração, mantém a língua no céu da boca, contrai o ânus e rola os olhos para contemplar a parte superior interna do crânio.

Se ele tiver alguma sensação de iluminação em sua mente, deverá retirar-se a sós para meditar sentado, concentrado nesta experiência.

Quando o Dragão de Jade terminar a ejaculação, a Tigresa se erguerá e se sentará de pernas cruzadas ou de costas eretas na beira da cama, e começará a revirar sêmen e saliva em sua boca trinta e seis vezes, com a língua – dezoito movimentos na direção dos ponteiros do relógio e dezoito na direção contrária. Depois, ela empurrará a mistura para frente e para trás, ao longo da língua. Então mentalmente dividirá a mistura em três partes iguais e engolirá cada uma com um gole forte. Durante essas ações é importante que mantenha sua espinha ereta e a cabeça erguida; no ato de engolir, ela deve empurrar o alto da cabeça levemente para cima. Quando as três partes forem engolidas, ela erguerá os braços acima da cabeça, com as mãos agarrando os punhos; e então abrir completamente a boca, emitindo três fortes sons de *raa* exasperados, como um tigre rugindo, projetando esses sons do abdômen inferior.

Ela se acalmará por algum tempo, sentindo o que acontece em seu baixo abdômen. Se tiver fortes sensações de estremecimento nessa região ou se experimentar alguma iluminação no cérebro, deve retirar-se para meditar.

Se não houver nenhuma sensação especial, ela se deitará ao lado do Dragão de Jade, que tomará seu seio direito com delicadeza na mão em concha. Ela colocará seu indicador direito sob a virilha dele e pressionará com firmeza a cavidade *hui yin* dele: o períneo. Os dois devem permanecer em silêncio todo o tempo que puderem.

Problemas

Se o Dragão de Jade ejacula durante a primeira ou a segunda excitação, a Tigresa ainda continua a misturar e a engolir o sêmen conforme descrito acima. Depois, os dois poderão esperar três horas e tentar novamente toda a técnica. Se não for possível, terão de esperar até a próxima sessão.

A Tigresa poderá ter problemas para manter a quantidade de sêmen e saliva em sua boca, ter ânsias ou perder parte da mistura. Para ajudar a prevenir isto, ela poderá tomar um terço de uma xícara de leite e/ou um suco espesso de fruta e praticar o procedimento antes da sessão.

Se o Dragão de Jade não conseguir sustentar uma ereção, os dois devem parar e a Tigresa deverá excitar o pênis com a boca normalmente até obter uma ereção completa. Depois poderão recomeçar.

Se um dos dois parceiros estiver doente ou excessivamente tenso, eles podem pular esta sessão até o próximo encontro programado.

Efeitos

O ideal é o Dragão de Jade sentir e visualizar mil lâmpadas ou objetos luminosos oscilando dentro e no alto de sua cabeça, e ser tomado por uma elevada sensação de alegra e satisfação. Esta experiência às vezes dura minutos, mas tem o potencial de permanecer por horas. Contudo, se perceber que ele está nesse estado há mais de quinze minutos, a Tigresa deve trazê-lo de volta com delicadeza, chamando seu nome suavemente. Isso serve para evitar que ele se apegue a esse êxtase. Não é importante o pouco tempo que ele permaneça nesse estado, pois a experiência jamais deixará sua memória, e ele terá de usá-la e aplicá-la para Devolver o Ching ao Cérebro por si mesmo em meditação.

Idealmente, a Tigresa sentirá uma vibração suave e uniforme em seu baixo abdômen, depois do que todo o seu corpo interior parecerá cheio de uma luz branca amarelada, e nada mais existirá senão esta luz. Ela se sentirá flutuando, como se seu corpo não tivesse ossos, apenas luz. Nesse estado, ela se permitirá ficar à deriva, sem consciência do pênis ou de seu próprio corpo. Se o Dragão de Jade perceber que ela entrou nesse estado, deve permanecer deitado serenamente, procurando não perturbá-la. Contudo, se ela permanecer assim por uma hora, ele poderá chamar seu nome delicadamente em tom baixo.

Qualquer um dos dois poderá também escutar um estrondo, semelhante a um tiro de canhão. Este som pode ser acompanhado da visualização de toda a parte inferior do corpo e um cheiro parecido com piche ou lodo; não é preciso se preocupar com isso, pois é apenas a mente lembrando ao corpo seu processo de envelhecimento.

Durante o período de três anos de prática, ambos também poderão ter alguns sonhos ruins – o que também não é motivo para preocupação. São apenas as expressões mentais do corpo e da mente que não desejam aceitar a restauração. O corpo e a mente foram programados para o envelhecimento e a morte depois dos vinte e tal ou trinta e tantos anos – e lutarão contra as mudanças que a Tigresa e o Dragão de Jade impõem. Pesadelos na verdade não passam de lixo mental expressando o medo da mudança.

A esta altura, os períodos menstruais da Tigresa estarão reduzidos a manchinhas muito leves de sangue, de cor mais clara e de consistência mais fina, ou não serão detectados, porque haverá tão pouco sangue que nem passará da vagina. Algumas Tigresas afirmaram que elas apareciam a cada três ou quatro meses. As emoções instáveis (TPM), do período menstrual também diminuirão bastante e desaparecerão depois de algum tempo. Exatamente como acontecia quando era uma menina antes da puberdade e não tinha o ciclo menstrual, a Tigresa Branca não sofrerá tensões emocionais. Tudo isto significa que ela conseguiu a restauração de sua juventude. Seus seios aumentarão a vagina estreitará. Seu cabelo terá a cor natural acentuada e resplandecente, seus olhos brilharão, seu rosto retomará a cor rosada, sua pele será luminosa e estará mais firme, e seus lábios se suavizarão.

O desejo do Dragão de Jade de ejacular diminuirá até ao ponto em que ele só precisará dessa liberação mais ou menos a cada vinte e oito dias. Sua mente já não terá devaneios com o sexo. Quando ejacular, o sêmen será muito espesso e de uma cor amarelo-esbranquiçada. A ejaculação será muito mais forte e poderá ser lançada a uma distância de cerca de meio metro. O pênis terá ereções muito fortes, com uma ejaculação retardada. Seu cabelo também apresentará cor natural resplandecente, o rosto retomará a cor rósea da juventude, a pele estará mais suave e mais firme, e sua audição estará mais aguçada.

O consumo do Pêssego da Imortalidade

Os dois seios em suas mãos representam as duas criadas oferecendo o Pêssego da Imortalidade.
A ingestão de seus fluidos orgásticos representa comer o Pêssego da Imortalidade.

– Manual da Tigresa Branca

No simbolismo da China antiga, o pêssego é identificado com a vagina virginal. As duas jovens criadas de Hsi Wang Mu oferecem um pêssego para quem estiver pronto para entrar na imortalidade; estes devem comê-lo, com sementes e tudo. A ideia de que a imortalidade é atingida consumindo-se a semente de uma vagina virginal apresentada por duas virgens jovens é um simbolismo muito interessante porque o pêssego em si representa a saúde, a longevidade e a imortalidade – um símbolo da meta. As duas jovens criadas virgens representam a essência das energias *yin* e *yang*. O fato de serem mulheres mostra a conexão de atingir a imortalidade por meio do feminino (conforme a afirmação de Lao Tzu: "O feminino é o portão para o Tao"). O consumo de todo o pêssego, com sementes e tudo, para atingir a imortalidade representa a ideia da absorção total dos aspectos femininos – "a fonte do (Tao) misterioso," como diz Lao Tzu.

Dado o significado de tal simbolismo, é tão importante empenhar-se nesta quanto na técnica O Dragão Plana e a Tigresa Ruge. O momento certo para utilizá-la será três dias antes e três dias depois da mencionada técnica O Dragão Plana e a Tigresa Ruge. Ambas devem ocorrer no mesmo local; a única diferença é que nesta a Tigresa é a única a ser excitada, não o Dragão de Jade – que deverá reter o sêmen, sem ejacular. As técnicas do Consumo do Pêssego da Imortalidade e O Dragão Plana e a Tigresa Ruge serão praticadas somente entre as Tigresas e seus Dragões de Jade.

O MÉTODO

A Tigresa deita-se numa cama com a cabeça apoiada num travesseiro e o Dragão de Jade se posiciona entre as pernas dela. Um outro travesseiro será colocado sob as nádegas da Tigresa de modo a que sua vagina esteja em boa posição para que ele a excite. O ambiente deve estar sossegado, com incenso queimando; os dois devem evitar conversar.

Primeira parte. O Dragão de Jade delicadamente introduz a primeira articulação do indicador na vagina da Tigresa. Ela segura os seios com as mãos em concha e movimentará as ancas numa tentativa de fazer o dedo dele entrar mais fundo, mas o Dragão não permitirá que isso aconteça, ajustando sempre para que o dedo permaneça na mesma posição.

Segunda parte. Depois que a Tigresa estiver devidamente molhada com isso, o homem traz seu corpo sobre o dela e delicadamente enfia a cabeça do pênis dentro da vagina, apoiando-se com as duas mãos na cama. Ele não se deitará em cima dela – os corpos devem estar separados, a não ser pela cabeça do pênis dentro da vagina. Mais uma vez então ela girará suas ancas numa tentativa de enfiar mais do pênis para dentro, e mais uma vez ele se manterá sempre ajustando para que ela não consiga isto.

Ao mesmo tempo, com os seios em suas mãos em concha, a Tigresa oferece os mamilos para o Dragão de Jade – que deverá rodeá-los com a língua e sugá-los muito levemente.

Terceira parte. Quando perceber que ele está quase chegando ao clímax, ela fará um sinal para o Dragão de Jade. Os dois mudam de posição, de modo que ele passa para baixo e ela para cima. A Tigresa coloca então a vagina sobre a boca do Dragão e suga o pênis até a base, se possível, mantendo-o ali.

O Dragão circunda toda a abertura vaginal com a boca e faz movimentos de sugar para dentro e para fora, devagar mas com firmeza, para extrair todos os fluidos que ela emite para sua boca, engolindo-os conforme necessite. Quando atingir o orgasmo, ela deve tirar o pênis de sua boca e soltar o *raa*, empurrando sua vagina com mais força na boca do Dragão. Durante o orgasmo dela, o Dragão deixará a boca entreaberta para receber os fluidos. Quando ela terminar, ele fecha a boca e, com a língua contra os dentes, agita a mistura de sua saliva com os fluidos dela para trás e para frente trinta e seis vezes. Depois senta, divide essa mistura em três partes iguais, e engole cada uma delas em separado em fortes goles.

Os dois se separam, retirando-se para sentar em meditação se ocorrerem as sensações da iluminação, ou permanecem deitados lado a lado, como no final da técnica O Dragão Plana e a Tigresa Ruge.

Se o Dragão de Jade tiver um orgasmo durante o exercício dessa técnica, a Tigresa o dirigirá para seu rosto, deixando a essência intocada até o exercício terminar.

Se a Tigresa não conseguir atingir o orgasmo durante o exercício, eles deverão tentar novamente no próximo encontro marcado.

Neste exercício era recomendado o ato da penetração, mas o Dragão de Jade inseria apenas a cabeça de seu pênis.

A PENETRAÇÃO

Em algumas ocasiões a Tigresa desejava a penetração e assim permitia que um Dragão Verde enfiasse a cabeça do pênis em sua vagina. Não obstante, neste caso, ela mantinha certas regras e técnicas.

Em primeiro lugar, antes de qualquer encontro com um Dragão Verde uma Tigresa sempre usava uma preparação especial de ervas adstringentes para apertar sua abertura vaginal, de modo que mesmo inserindo apenas um dedo do homem a vagina pareceria apertadíssima. Assim, a simples inserção da cabeça do pênis seria um tanto difícil, ainda que a Tigresa estivesse excitada e bastante molhada com suas secreções.

Quando era penetrada por um Dragão Verde, a Tigresa se deitava de costas e abria ao máximo suas pernas, instruindo o homem para segurar sua cintura ou colocar as mãos sob as suas nádegas. Então ela agarrava o pênis com uma das mãos, e segurava firmemente a cabeça do pênis na abertura vaginal. Ela pediria ao homem para introduzi-lo mas ela continuava segurando o pênis a uns cinco centímetros de distância da ponta, de modo a não permitir que entrasse todo. Com a outra mão, ela excitava o clitóris enquanto o homem movimentava a cabeça do pênis para dentro e para fora da vagina.

Ela não permitiria que o homem ejaculasse dentro, e só permitia continuar a penetração até o momento em que ela atingia o orgasmo ou até o momento em que sentia haver satisfeito o Dragão Verde. A essa altura, ela voltava a excitar o pênis com a boca até ele chegar ao orgasmo.

O *Manual da Tigresa Branca* alega que estreitar a vagina servia para ajudar a Tigresa a imaginar e recriar a experiência de ser desvirginada, com a ideia de que a mulher teria maior prazer com isso – e o homem, com a dificuldade de inserir o pênis na vagina apertada, também ficaria mais excitado, com a ideia de estar tirando uma virgindade.

A Tigresa realmente limitava o ato da penetração, mas poderia ser penetrada por um Dragão Verde sempre que o desejasse. Seu Dragão de Jade sob circunstância alguma poderia censurá-la por isto, pois a decisão era inteiramente dela. Os Dragões de Jade realizavam a penetração nas Tigresas segundo planos e exercícios estabelecidos.

O Giro do Lótus

Gire o lótus, mas não machuque as pétalas.
O Dragão brinca na caverna da Tigresa.

– Manual da Tigresa Branca

TÉCNICAS DE CUNILÍNGUA

Quando resolvia deixar um Dragão Verde excitá-la com a boca e a língua, a Tigresa procurava deitar-se de costas na beira de uma cama ou mesa, ou inclinando-se bem para trás em uma cadeira ou poltrona. Ela abria bem as pernas e segurava a parte interior das coxas para abrir a área da vulva o máximo possível. Ela instruía o homem para enfiar o polegar diretamente em sua vagina e a outra sob sua nádegas, para que ele pudesse erguer melhor a vulva até sua boca. Depois, com a língua e a boca ele deveria excitar seu clitóris até ela atingir o orgasmo. A Tigresa também poderia instruir o homem para passar o indicador em círculos sobre o clitóris, bem devagar, e ao mesmo tempo dardejando a língua para dentro e para fora de sua abertura vaginal. Durante o orgasmo ela adotava o procedimento que está na Tigresa Retorna à Montanha.

Havia uma condição absoluta que a Tigresa Branca impunha para permitir que o homem a excitasse com a boca e a língua – essa condição era que ele *teria* de levá-la ao orgasmo. Neste caso, ela não era submissa, mas dominadora; ela o forçava o suficiente para continuar até que chegasse ao orgasmo. A Tigresa agia assim por duas razões importantes: (1) assim ela apresentava uma influência *yang*; (2) para que o homem recebesse o remédio do Pico Inferior.

Duas Tigresas brincam na caverna,
o yin é receptivo e uma complementa a outra.

– Manual da Tigresa Branca

Algumas Tigresas eram bissexuais, por isso o ato da cunilíngua poderia ser frequente. A filosofia do *yin* e do *yang* foi amplamente desenvolvida, baseada no inter-relacionamento do homem e da mulher. Em poucas palavras, dois aspectos *yin* podem coexistir em harmonia, e dois aspectos *yang* não podem. Uma gota de água (uma substância *yin*) pode ser misturada em outra água e se torna parte dessa água, e não algo separado. Portanto, a água encontra a harmonia em si mesma. Dois objetos sólidos, ao contrário, como blocos de madeira, não podem ocupar o mesmo espaço.

Da analogia da comparação das mulheres com a água e os homens com a madeira, e segundo a teoria do *yin-yang*, duas mulheres juntas induzem a harmonia, ao passo que dois homens juntos induzem a destruição. Tradicionalmente a bissexualidade das mulheres não era apenas aceita, mas tolerada e apoiada.

Muitas Tigresas eram bissexuais por várias razões. Em primeiro lugar, era algo que servia de trégua à constante exposição aos homens. Segundo, mentalmente as levava de volta à infância. Terceiro, ajudava-as a entender o que sentiam os homens e o que eles desejavam. As incríveis sensações do toque, do paladar e do olfato da mulher eram vistas da perspectiva de um homem, e assim elas aprendiam melhor como excitá-los.

O Dragão salta nas costas da Tigresa

O Dragão salta nas costas da Tigresa e o pêlo do dorso fica em pé.
O yin que retorna excita os Cem Retornos.

– Manual da Tigresa Branca

O SEXO ANAL

A mulher pode obter muita energia da penetração anal parcial, mas somente se moderada, sem rudeza. O sexo anal também pode ser a mais destrutiva forma do sexo, especialmente quando é vigorosa demais. A maneira como a Tigresa se envolve no sexo anal pode ser muito benéfica.

Como acontecia no exercício da penetração, a Tigresa permitia apenas que a cabeça do pênis fosse inserida e retirada, e não muito depressa ou com força. A penetração anal excitava a área da cavidade do *hui yin* (o *yin* que retorna), ou glândula *kundalini*, em seu trato anal, que ajudava imensamente no processo da restauração. Ela não deixava o homem ejacular no trato anal de modo algum; caso isto ocorresse, toda a energia sexual se dispersaria.

Durante seu treinamento, a Tigresa exercitava os músculos anais para estimular a glândula *kundalini* e por isso sentia mais prazer do que dor.

Na *Anatomia de Gray* há um gráfico da região anal e das nádegas que mostra uma glândula de forma oval irregular entre a parede do reto e o cóccix. A função desta glândula sempre foi um enigma para a medicina ocidental, mas na fisiologia taoísta é onde o *ching* (a essência) e o *qi* (a energia) se juntam para subir pela espinha dorsal, unindo-se ao *shen* (o espírito), para iluminar o cérebro e começar o processo em direção à imortalidade. Nos conceitos hindus, é a glândula *kundalini*, de onde a serpente da energia sobe pelos *chakras* até a cabeça.

A penetração pode ajudar imensamente na estimulação dessa glândula, enviando intensas ondas de sensações da energia sexual pelo corpo inteiro. Com a penetração anal, a Tigresa movimenta suas nádegas lenta e suavemente para frente e para trás, levando a cabeça do pênis para cima da área do *wei* (cóccix) repetidamente. Esse gesto proporciona maior intensidade para a Tigresa e aumentará a energia sexual do Dragão Verde.

Dragões da Chuva e do Trovão

O SEXO GRUPAL

A técnica dos Dragões da Chuva e do Trovão não é absolutamente necessária, mas poderá ser útil no processo da restauração. A cada nove meses a Tigresa e o Dragão de Jade teriam um encontro de sexo grupal, que ele – não a Tigresa – arranjaria para que ela praticasse a felação nele mesmo e um mínimo de mais dois homens (que não podem ser nenhum dos Dragões Verdes dela).

O Dragão de Jade resolveria tudo e não informaria à Tigresa antes do encontro, que deveria ser uma surpresa. Ela tentaria fazer cada um dos homens ter tantos orgasmos quantos desejasse.

Segundo os chineses, os dragões são os encarregados da chuva e do trovão, por isso o nome dessa técnica. Este encontro era como uma feroz tempestade em que uma chuva de grande quantidade de energia sexual se precipita sobre a Tigresa. Devido à intensidade, esses encontros não deveriam ocorrer mais do que uma vez a cada nove meses. Com frequência maior destruiriam o progresso restaurador que ela houvesse obtido – mas a cada nove meses, proporcionariam um salto gigantesco em seu progresso para a fase da restauração e da transformação.

A surra

O Dragão estende suas garras e a Tigresa abana seu rabo.

– Manual da Tigresa Branca

Para as Tigresas a surra era muitíssimo saudável. Existem muitos terminais nervosos localizados na região das nádegas: a surra os desperta e reanima. Essa ideia se assemelha ao que os taoístas chamam de "banho seco" nos exercícios do *qigong*, em que o corpo recebe uma série de golpes vigorosos para estimular a corrente sanguínea. A surra ajuda a atrair o sangue para a região, deixando a pele macia.

Em termos sexuais, ser surrada é uma forma elevada de submissão – algo que diz que quem dá a surra está no controle.

As Tigresas queriam que a surra fosse apenas forte o suficiente para deixar suas nádegas ligeiramente avermelhadas, o que significava uma boa concentração de sangue para reforçar os músculos e nutrir a pele.

A conclusão dos exercícios

練
成

Serenamente o Dragão volta ao céu, a Tigresa ruge e perambula pela Terra.

– Manual da Tigresa Branca

O verso acima se refere ao final de um período de três anos de boa prática, quando o Dragão entra serenamente em uma vida de meditação. O "céu" é uma referência à recriação da experiência da Iluminação da Mente. "Serenamente" significa que ele aceita a decisão da Tigresa, se ela resolver ir embora, e não discute essa decisão.

"A Tigresa ruge e perambula pela Terra" significa que ela agora é como um tigre errante, que ruge alto e começa a perambular, saindo da montanha em busca de alimento. O rugido simboliza seu novo poder e o perambular, a capacidade de ir embora livremente e fazer o que bem entender. Como se fosse um tigre entrando num povoado, ninguém ousaria enfrentá-la ou discutir com ela, abrindo sempre espaço para que ande por ali à vontade.

Quando os três anos estão completos, a Tigresa pode abandonar seu Dragão de Jade ou decidir permanecer com ele, se ambos concordarem em estender o contrato. Se ela for embora, o Dragão de Jade deve se concentrar na meditação para recriar a iluminação da mente por si. Se ela permanece a seu lado, ele também deve assumir a meditação, mas uma vez por mês os dois darão continuidade às técnicas de O Dragão Plana. Por um ano inteiro ela não poderá estar com nenhum dos Dragões Verdes a não ser que o Dragão de Jade providencie. Ele pode fazer isto – não mais do que uma vez por mês. A penetração não deve aumentar ou mudar, mas os encontros bissexuais da Tigresa podem aumentar até a frequência que ela desejar, e poderá permitir que o Dragão de Jade participe de vez em quando, se desejar. No final do ano eles poderão recomeçar o treinamento com o Dragão Verde durante os dois anos restantes desse contrato. Depois, deverão fazer outra pausa de um ano inteiro, se quiserem continuar pelos três últimos anos da prática.

Algumas Tigresas aproveitam o ano de pausa para terem um bebê e, se o fizerem, nenhum dos Dragões Verdes será permitido por quaisquer motivos durante a gravidez e nos três anos seguintes. Quando decide ter um filho, ele é geralmente forte e talentoso, pois o espírito dela é forte e atrairá um espírito igualmente forte na concepção. Os chineses acreditam que quando o esperma se liga ao óvulo, o espírito do filho também se liga. Pessoas de espírito fraco em geral atraem espíritos fracos, as de espírito forte atraem espíritos fortes. Os exercícios da Tigresa Branca às vezes eram usados somente por esta razão: para garantir um filho extraordinário e auspicioso.

Quando prefere ir embora, a Tigresa poderá viajar durante algum tempo, empenhando-se no exercício do sexo que considere apropriado, mantendo a penetração limitada. Em vez de viajarem, algumas Tigresas preferem começar um negócio (em geral, massagem), casar e ter filhos ou passar a uma vida totalmente espiritual. No passado, muitas Tigresas preferiam ser concu-binas e ensinar outras mulheres. Em sua maior parte, elas procuravam misturar-se discretamente à sociedade, pois estar à parte e atrair a atenção sempre foi devastador. As mulheres geralmente são muito competitivas umas com as outras, e era mais provável que uma Tigresa fosse atacada por mulheres do que por homens. O ciúme e ódio das outras mulheres podem ser muito prejudiciais para a vida e a individualidade da Tigresa, o que é boa razão para seu absoluto segredo.

Algumas Tigresas simplesmente continuaram praticando por nove anos ininterruptos, sem nenhuma pausa de um ano, pois desejavam atingir, o mais depressa possível, a mais elevada meta: imortalizar seu espírito.

Antigamente, quando as garotas começavam bem mais jovens, a prática era iniciada pelo segundo grupo de três anos, pois não estavam preocupadas com a restauração.

A maioria das Tigresas encerrava no período da restauração.

Embora este livro tenha de evitar revelar detalhes sobre tudo o que ela aprende no final dos primeiros três anos, no Período da Restauração, pode-se dizer que a Tigresa é instruída sobre como realizar duas etapas importantes antes de se tornar o que é chamado Imortal de Juventude Perpétua.

A primeira etapa é chamada Nove Absorções da Imortal. Com a informação que recebe, ela poderá ter a experiência de nove absorções, que solidificam e criam dentro dela o chamado Feto Espiritual da Virgem Imortal. Essa etapa talvez pareça confusa, mas está no âmago e dentro da meta do treinamento da Tigresa. A informação para a realização dessas metas é mantida secreta para os não-iniciados por duas razões primordiais. Uma delas é evitar que impostores se disfarçem como instrutores e tentem induzir mulheres a essas práticas para sua própria satisfação. A outra é que existem muito poucas mulheres que se interessariam ou poderiam participar a sério essas práticas, que exigem uma dedicação incomum. Portanto, com toda a certeza é melhor não prover ninguém com informações que não completariam o treinamento ou que, por qualquer razão, perverteriam os ensinamentos em prol de um proveito pessoal.

Pode-se entretanto afirmar mais uma vez que toda a informação proporcionada pode ser usada em seu conjunto ou em parte por qualquer mulher pois seu conteúdo é exclusivamente restaurador.

Posfácio

O material fornecido nesta obra conduz o leitor pelos primeiros três anos do treinamento de uma Tigresa. Os ensinamentos e exercícios daí por diante estarão reservados unicamente às adeptas que passaram com sucesso por esse primeiro período. Proporcionar informação além deste nível só serviria para deturpar os ensinamentos, arriscar sua eficácia e incentivar charlatães a criarem suas próprias linhagens. Mais importante, nas palavras de Madame Lin:

> A mãe-pássaro primeiro tem de alimentar seus filhotes, permitindo que desenvolvam em segurança suas próprias asas; só então poderá empurrá-los para fora do ninho para que voem por si.

A energia sexual é muito poderosa e deve ser disciplinada e orientada se estiver sendo usada e levada a seu maior potencial positivo. Não sendo assim, ela somente causará males físicos e psicológicos.

Não obstante, a informação neste livro poderá levar uma pessoa muito longe e em segurança, pelo caminho da restauração da energia sexual e da aparência juvenil. Esta obra não tem a intenção de promover a ideia de que as mulheres em geral devam se tornar Tigresas, mas proporciona informação sobre diversas técnicas e ideologias que induzem a saúde física e sexual.

Hsi Lai Bai Hu

Vindo do Tigre Branco do Ocidente

(hsilai@mediaone.net)